喜樂瑜伽

靈悟後的身心大智慧

源淼 傳授
王晏霏 彙編・示範

如果喜樂智慧也有大「功德」，願以此功德回向給那些仍在苦悶中的路人，並感恩所有透過切身經驗，而成就喜樂瑜伽的朋友親人們。是你們打開心，張開了臂膀，允許並接受喜樂能量的療癒和祝福。你們才是喜樂瑜伽智慧的傳播者！

本書及所附DVD所有收益，都將毫無保留地反饋給那些最需要的地方和人們。

——源淼

C O N T E N T S

C O N T E N T S

The Eurasian Publishing Group
圓神出版事業機構
用心與你對話．網野無限寬廣
方智出版社
Fine Press

http://www.booklife.com.tw inquiries@mail.eurasian.com.tw

方智好讀 035

喜樂瑜伽——靈悟後的身心大智慧

作　　者／源淼傳授　王晏霏彙編．示範
發 行 人／簡志忠
出 版 者／方智出版社股份有限公司
地　　址／台北市南京東路四段50號6樓之1
電　　話／（02）2579-6600．2579-8800．2570-3939
傳　　真／（02）2579-0338．2577-3220．2570-3636
郵撥帳號／13633081　方智出版社股份有限公司
總 編 輯／陳秋月
資深主編／賴良珠
責任編輯／賴良珠．蔡易伶
美術編輯／王琪
行銷企畫／吳幸芳．陳姵蒨
印務統籌／林永潔
監　　印／高榮祥
校　　對／賴良珠．黃淑雲
排　　版／陳采淇
經 銷 商／叩應股份有限公司
法律顧問／圓神出版事業機構法律顧問　蕭雄淋律師
印　　刷／祥峰印刷廠
2013年6月　初版

定價330元　ISBN 978-986-175-311-9

你本來就應該得到生命所必須給你的一切美好！

祕密，就是過去、現在和未來的一切解答。

——《The Secret 祕密》

國家圖書館出版品預行編目資料

喜樂瑜珈：靈悟後的身心大智慧／源淼傳授，王晏霏彙編・示範.
-- 初版. -- 臺北市：方智，2013.06
256 面；14.8×20.8　公分. --（方智好讀；35）
ISBN 978-986-175-311-9（平裝附數位影音光碟）
1.瑜伽 2.靈修

411.15　　102007085

C O N T E N T S

Part 2

鳳凰傳承・喜樂智慧分享

第一章　喜樂智慧之「有相引導」分享

第二章　喜樂智慧之「無相參悟」分享

C O N T E N T S

〈推薦序〉

讓你體驗健康、智慧與喜樂的瑜伽

身心靈作家　張德芬

源淼老師的《喜樂瑜伽》終於要出版成書了，這眞是一個好消息。瑜伽本來就是健身並且提升靈性的最佳途徑，而源淼老師傳授的「喜樂瑜伽」更是加上了「喜樂」的元素，讓人修習了之後，不但可以強身、回春，更可以體會到「喜樂」的感受。

認識源淼老師的人都知道她是一個不折不扣的「老玩童」（其實她一點也不老啦，說老只是尊稱！），她的生活就是以玩樂爲主，工作就是玩樂，服務別人的時候也在玩樂，遇到挑戰的時候更是玩樂，人生以喜樂爲目的，應該就是源淼老師的座右銘。

眞心盼望本書能幫助更多迷失的靈魂回到喜樂的海岸，體驗到眞正的健康與智慧；而喜樂，更是鍛鍊喜樂瑜伽之後不可或缺的副產品！

〈推薦序〉

內外兼修、簡單易行的喜樂瑜伽

中醫師　趙國輝

我是一名美國加州註冊的中醫師，在矽谷開了一家中醫診所。近幾年來，這個地區愈來愈多的人在練喜樂瑜伽，其中還有幾個是我的朋友。練習了喜樂瑜伽之後，他們都感到在身、心健康方面有顯著的提升，高興之餘，他們想做一個「明白人」，於是不辭勞苦找到我，讓我從中醫的角度來解讀一下喜樂瑜伽對人體精氣神調養的益處。

盛情難卻，再加上自己一貫的「好奇心」，我仔細地觀摩了喜樂瑜伽的教學DVD，以及幾個朋友的現場示範，發現喜樂瑜伽的確是一套內外兼修的功法，值得大力推廣。

從中醫的角度來講，喜樂瑜伽類似中國古老的「導引術」。

「導引術」包括三個部分：調身、調心、調息。這三部分既相互獨立，又相互配合，呈現出一致性。

調身是透過肢體運動舒筋活絡，讓氣血周流通暢；調心是意識的純化和訓練，透過調心，排除紛擾雜念，使元氣凝聚，讓心念集中起來，防止氣血渙散；調息就是鍛鍊呼吸，即調呼吸之氣，使吸進來的氣與內在臟腑功能結合起來，讓氣血的升降開合貫穿起來。調身、調心、調息三者結合，就能漸漸進入身心相依、人天合一的狀態。

喜樂瑜伽的每一步功法都不離調身、調心、調息。在此謹以第一部功法「天地之間」爲例簡要說明。

（一）觀想中貫穿調心、調息：

調心是爲了入靜，即凝神、存神。但入靜之後，很難停留在什麼都不想的狀態，因此用正能量、正思維做導引，以便加強心理、生理的免疫功能。這部功法的主要觀想是：「觀想自己坐在天地之間，猶如胎兒坐在母親的腹中，宇宙母親的能量滋養著我們。觀想從宇宙的最高處有一束神聖的光，祥和輕柔地向下降落、降落……降落到我們的頭頂……宇宙中大能之光從頂輪、眉間輪、喉輪、心輪、臍輪、密輪、海底輪，輕柔地瀰漫、貫通、瀰漫、貫通、瀰漫、貫通……瀰漫於我們全部身心，瀰漫於每一個角落……這時，我們會有一種遍體舒泰，或者是輕微的觸電般的感覺。身心一片光明，沒有晦暗、沒有憂慮……」透過這樣的觀想，止住我們習慣性的胡思亂想，將心念集中在呼吸和宇宙高能量上，自然而然地使呼吸變得勻細綿長，脈象和緩有力，同時使身心接受祥和光明能量的洗禮。

（二）身印、手印、體位舒展經脈，調暢氣血：

1.雙臂伸展向上結手印，迎請能量至心輪的體位中，上肢的六條經脈——手三陽、手三陰——得到疏通。

2.雙手結手印放在身後，上身前彎，則是將後背部的陽經拉伸，讓氣血通暢。

3.雙掌手心按摩雙腳腳心，使手足經脈相互融合、貫穿，到達心腎相交、水火相濟、氣血相合之功效；而叩齒則有強腎醒腦、通達諸陽經脈的作用。

4.最後的踢腿甩手動作則是一種全面放鬆，讓經脈更加疏散，使氣血通暢到達四肢末端。

難能可貴的是，喜樂瑜伽的每一部功法還體現了中醫陰陽平衡的道理：在緊張之後必有鬆弛，陽剛中不離陰柔。而且整套功法呈現出一氣呵成、前後貫通的大氣勢、大手筆。

基於我三十多年的中醫經驗和對喜樂瑜伽的粗淺認識，我認爲喜樂瑜伽爲現代生活中忙忙碌碌的男女老少提供了一套簡單易行、功效快速顯著的健身調心方法。當然，沒有任何一套功法是適合每一個人的，在此特別提醒，如果有心、腦、血管及運動損傷等嚴重疾病，請先諮詢醫生是否適合練習喜樂瑜伽的某些動作。

〈推薦序〉

活活潑潑回歸自然

美國萬佛聖城法師　釋近仁

只要一提到源淼老師，眞無言可表、無語可說，想說又無從說起。突然腦中浮起她的助理呆呆幾年前說的一句話：「和老師在一起，需要達到無我狀態，才能和她的空性交流。」又說：「我在老師身邊兩、三年後，才眞正知道老師所傳授的『法無定法』之『空行』密法。」聽來呆呆深有所感，無法掩飾她置身在法船上的安寧和喜悅。

因這個緣，使我憶起《詩經》裡的一句話：「知我者，謂我心憂；不知我者，謂我何求。」源淼老師捨棄了世間名利，放下了豐盛富足，離開了幸福溫馨的家，遠離了心愛的親人，隻身一人到了美國。她用種種的善巧方便，隨順一切因緣，不急不緩，應機開示，闡述宇宙人生實相的奧秘，令衆生睜開慧眼，認知本我，認識法界的自然規律，喚醒沉睡中的一切衆生，從有限的小我，擴展成無限本尊的大慈大愛。

源淼老師善巧運用從她空性中流露出來的獨特梵音和喜樂瑜伽作媒介、當橋梁，使我們從三維空間當下攝受昇華，與多維空間的高靈大能相應相融，眞是不可思議、極其希有的密法。

她的存在，本身就是有血有肉的慈悲和智慧的具體展現。她應機施教，善導引發大家讓自己清晰明亮的光明心當家做主，鼓勵修行喜樂智慧的人要勇敢打破不如法的條條框框，幫助迷茫的修道者清除衆多觀念的束縛。她透過種種現象，明示誘導大家要超脫語言文字，會其義、和其光，顯發自性光明，活活潑潑回歸本然，融入宇宙，與法界同呼吸、共起舞。

那麼，源淼老師究竟在做什麼呢？

她用心良苦、乘風破浪完成幫助衆人轉凡成賢成聖的使命，希望人人離苦得樂！

是否如此，可在她平素的言談話語、著作，以及喜樂瑜伽的習練過程中去體會。

祝福慧雙圓、永恆安樂。

〈作者序〉

童子問瑜伽

源淼

這些年在不同國家地區開設喜樂智慧工作坊，經歷了各式各樣、五花八門的問與答，絕大多數是關於「成年人」的迷惑困擾。然而，二〇一二年秋天在新加坡的工作坊中，一位十二歲天眞童子的問題竟讓我流下了眼淚，每每想起都會感動。他的問題諸如：「人爲什麼會害怕？害怕從哪兒來的？練瑜伽可以幫助人們找到原因嗎？可以幫助人不害怕嗎？」「人爲什麼會有業力？沒有業力的人，是不是每天都高興喜樂？」「當我學完所有的功課、長大成人以後，是不是也會變得像許多大人一樣不會高興了？因爲我看到很多大人都不高興。練瑜伽可以讓大人、小孩都高興嗎？」

直到要離開新加坡，到了機場，還接到童子的電話追問：「爲什麼瑜伽中有雙盤和單盤？有什麼不同的作用嗎？」

這些問題之所以讓我流淚，是因爲感受到一個小孩子心中的「慈悲關切」，不僅是爲自己，也是對「成人」社會的關注！

我想這世界上一定有許多乘願再來的童子，用他們天眞純淨的眼睛關注著生命；也有許多長大「成人」的童子在經歷生活之後，失去了平靜喜樂的天然能力。這本書將「喜樂瑜伽」，以及不同類型的學員心得分享一併呈現給你，希望人人平安吉祥喜樂！

〈作者序〉

喜樂中飛升的鳳凰
——我爲什麼彙編這本書

喜樂瑜伽總教練　王晏霏（呆呆）

大約二十年前，一位師父給我起了個名字：喜樂天女。那時我還在苦悶中，平時也沒有人這麼稱呼我，漸漸就淡忘了。

在宇宙力量的點化安排下，二〇〇一年我遇見了源淼老師，開始習練喜樂瑜伽。我很快地跟老師做了一次閉關，老師介紹了喜樂瑜伽的傳承，也指導很多重點，在我還很懵懂的時候，接到了傳承的最大加持和祝福。之後，我開始帶領喜樂瑜伽課程，慢慢地幫助學員們調整姿勢，解答各種問題，了解他們的身體狀況，關懷他們的情緒起伏。在一次次與學員們教學相長、充滿歡笑與淚水的互動中，大家教了我許多東西，讓我自己反而成爲最大的受益者。

五十歲以前，我幾乎不運動，興趣所在大多是靜態的，更沒有學過任何瑜伽。在接觸喜樂瑜伽後，短短的兩年裡，我的身心急遽轉變：小我意識的條條框框被打破，接受了一切發生都有其因緣，減少很多無謂的分別批判；內在精神世界愈來愈喜悅富足。我堅定地告訴自己：「我就是喜樂天女，我要把喜樂能量傳播出去。」

剛步入心靈修行時，我很執著於吃素，原本羸瘦寒涼的體質顯得更加「仙風道骨」，不但氣色暗沉，也變得彎腰駝背，幾年下來，寒涼好像進到骨子裡。我曾查看《本草綱目》，對特別寒涼的青菜水果敬而遠之，但身體仍舊到了「虛不受補」、很難調理的狀態。我在四十六歲時月經突然停止，卻沒有任何更年期的症狀，只在冬天時全身會因不明原因而乾燥奇癢，拚命地往身上和臉上抹油、抹乳液，卻仍然沒有解決問題，唯一的好處是省了每個月的麻煩。還有一陣子經常掉髮，洗頭時大把大把地掉，我當時心裡還想著：「不用剃頭，很快就要變成光頭了，正好出家當尼姑。」同時，我也給自己訂了很多條戒律，其中之一是不與人來往，不但不攀緣，還要斷緣。

練習喜樂瑜伽一年後，源淼老師應邀在洛杉磯西來大學舉辦第一次大型的公開演講。那天老師正式演講前，我先在臺上帶領大家一起練習幾個簡單的瑜伽動作。結束後，有個人直衝著我走過來，問道：「你是王晏霏嗎？」我笑說：「我是晏霏啊！怎麼，不認識我了？」她說：「兩年不見，你完全變了一個人，氣色這麼好，整個人這麼喜氣！」我才知道自己的外表不一樣了，這是練喜樂瑜伽後的第一個吉祥現象！

後來，我和老師住在一起了，讓我從多年的「理修」直接被推進「事修」，經常事情當前，明知有理需要面對，內在卻還想維護小我的各種習氣（後來老師取笑我，上了法船還帶個救生圈）。在吃素十六年後，我終於放下葷素的兩極分別概念，心裡沒有了葷素的問題，更不妨礙我對一切有情的慈愛善待。

大約半年後的一天早上，我正好穿著一身綠色衣服，和老師面對面坐著一起吃早飯。我不好意思地問老師：「爲什麼我最近總是胸部發癢、乳頭發紅？」老師看著我一會兒，笑著說：「萬綠叢中兩點紅。」（各位看倌，請別一起笑我，反正我已經是做奶奶的年齡了，就拚著老臉把箱子底還會讓我臉紅的事公開了。）我們笑作一團後，老師又很正經地說：「你大概要重新開始發育了。」那時我年近五十三歲，然後我才想到，當年突然停經，可能是內分泌或賀爾蒙失調。我很清楚知道我的生理和心理正在急遽轉變。每天我都像隻快樂的小雲雀，不時地哼唱著，在院子裡隨著喜樂瑜伽第九部功法的拙火能量起舞。我只知道喜樂瑜伽在調理我肩頸背多年的勞損，怎知它也在默默修復我失調的自主神經系統！

還有一個來自上天的珍貴禮物，就是我司管喉輪音聲的潛能逐漸開啓，開始對吹奏樂器情有獨鍾。試想一下，全心專注地用簫笛傳達出中脈的生命力，自己聽著也會感到被提升，難怪許多人在學喜樂瑜伽的同時，還要來跟我學吹簫笛。同時，「簫」與「消」同音，我在吹奏時也當作為大家消煩惱、消障礙、消災、消病、消無明。

學員們來上課都帶著不同的目的，為了美容、瘦身、治病、趕時髦等，真是五花八門，什麼都有，很少人想到瑜伽也是心靈美容、心靈健美、心靈療癒、心靈時尚。它是內在的潛移默化，促使人的身心靈整體均衡成長：開發潛意識功能、奇妙的夢境瑜伽；在外強化感官的敏銳，在內使心中之眼打開；幫助現代人在繁忙嘈雜的環境中，依然保持清明淡定的心境，不輕易被外境所轉，沒有過度起伏的情緒，處在寧靜平凡的舒適自在中。事能知足心常樂，人到無求品自高，真正的喜樂是睿智、持久，更是放鬆的，任何偉大的事務，都應該在輕鬆的心態下完成。

我經常提醒大家，舒適健康的身體是永遠的本錢，不要讓身體麻煩自己，更不要麻煩別人。練習喜樂瑜伽可從任何年齡開始，但貴在堅持，至少堅持三個月，每天盡可能抽出十五分鐘練習，三個月之內幾乎都會有明顯的改善。同時，自己的信心、耐心、恆心，就是最大的加持。每次練完後，都會感覺很放鬆，舒適感與日俱增，就像在自己的心靈銀行存進能量，這種無形的正面儲蓄永遠保值。

喜樂瑜伽九部功法是一套完整的成就法門，六種配方完美組合出我們身心靈所需的法喜禪悅法食禪食，每一部都有奧秘深遠的教法蘊含其中，每個動作的一開一合、一緊一鬆，顯示出陰陽調和、剛柔並濟，恰如做人處事的知進退、和中道，使我們上融於天道的光明普照，下承於長養萬物的地道厚德，居中於知人道的謙謙君子。只要你願意深入喜樂瑜伽，它就像握在手中的藏寶圖，待你施展滴水穿石的功夫，就可以看見圖上浮現的光明大道。那些寶藏等著你挖掘，等著你驚歎，等著你享用。

喜樂瑜伽DVD的錄製也是因緣促成，似乎有個無形的力量在催促著。新世紀的新人類需要簡單的，既有花瓶也有鮮花的瑜伽功法，先整合調理個人的身心靈平衡，進而和諧於外面的人事物。我們呈現給大家的是一顆誠摯的心、認眞的示範，以及盡量詳盡的解說，希望人人都可以看著練習，就像在課堂上一樣。

DVD第一段的介紹部分，是在青藏高原拍攝，那裡是喜樂瑜伽傳承的源頭。我帶著歸家認祖的心，在海拔三千多公尺的高原上，置身只有五、六度的氣溫中，寒風凜冽透骨，天空時而飄下霏霏細雨。雖然凍得全身僵冷、面色發青，卻因見著滿山遍野的風馬旗和長廊下的轉經筒，竟然莫名地熱淚盈眶。

出發之前就知道天氣不好，連續下了九天的雨，但是因爲早已訂了機票，當地接待的朋友也做了各種安排，大家便在心裡一直祈請宇宙加持，希望宇宙接受我們一顆小小的、服務奉獻的眞心。當飛機穿透深厚的雲層、將要降落時，我從窗口望見底下山巒起伏，萬里晴空點綴著朵朵白雲，一群群犛牛在青翠的草原上低頭吃草，我眞的來到了喜樂瑜伽源頭的家鄉。接待的朋友興奮地要我們趕快抓緊時間上山（甘孜州），因爲氣象報告說今天還是會下雨。但是，拍攝的過程很順利，太陽總會在我們架好機器拍攝時出來露個臉。

就在夜幕降下之前，我們開車前往酒店，在路上意外見到遠處現出貢嘎神山清晰的全貌。我們全都興奮地下車，遙望著難得雲開霧散、宛如鋪滿金粉的神山。它是那樣神秘寧靜卻又凜然莊嚴，讓我在心中再次感恩宇宙上師們的浩瀚恩典。一陣疾雨催促我們趕緊上車，雨水沖刷著路面，也洗滌著我們久遠以來的塵染。被雲霧迅速覆蓋的神山漸漸遠去，一路上沒人開口說話，誰都不想打破整個山區的靜謐。我在心裡不斷爲讀者們祈禱，希望此時此刻我們在此處感受到的純淨和喜悅，全部透過ＤＶＤ送到每位讀者的生活中！在觀賞的同時，希望可以透過我外在寒冷凍僵的面孔，去感受內在那如火一樣的喜樂內心。

在喜樂瑜伽的帶領下，我的意識更擴張，感官更敏銳，直覺更清晰，整個人生因喜樂瑜伽而徹底改變，甚至可以說是脫胎換骨。練瑜伽的當下，就是一個被宇宙光明擁抱和寵愛的過程，這份光明大愛豐盛了我的心靈，豐盛了我的生活，更豐盛了我的生命。日日是好日，年年是好年，豐盛是可以創造的，只要你肯打開心門，放掉自己執持不捨的有限認知，接納並實行新的理念，你也可以親自見證。從不斷打破及超越的灰燼中，打開牢籠，讓束縛的鳳凰飛升，你就可以歡悅地歌頌屬於你的美麗詩篇。

發生在我身心靈各層面的美麗故事很多，透過無數學員們的喜樂淚水和歡笑，促使我在幾年前就想將喜樂瑜伽的教學內容，整理成爲書籍出版，以方便激勵更多人習練喜樂瑜伽，進入鳳凰世紀的喜樂智慧。我開始邀約學員們寫些個人經驗，讀著每一篇收到的文章，淚水模糊了我的雙眼，我似乎在其中看見了一張張充滿喜樂的笑臉。和我一樣，每個人都經歷過自己人生的無奈、無助，走到了最黑暗的死角時，才發現驀然回首，光明大道就在那裡，而且有個望子歸家的母親在那裡等著我們。大家更珍惜「呼吸」，更懂得愛自己，並且自然而然地把喜樂能量分享給身邊周遭的人；面對新的人生課題時，更有勇氣去面對、去臣服、去經驗、去完成。

另外，有些學員分享太私人的經驗，或是一般人難以置信的體驗，沒有被收錄進來，還請大家體諒。喜樂瑜伽從來不強調治病功能，卻在習練者的正信、正念、信心、恆心下，發生了太多的奇蹟。多年來喜樂瑜伽的課程，不是我在帶領大家，而是在我們共同「活出健康、喜樂人生」的理念下，大家反饋給我的加持與祝福，在此我誠摯地感恩大家。

感恩頂禮喜樂傳承的源頭活水！感恩姥姥益西措姆！感恩一切因緣中的師長們！特別感恩源淼老師給予我的無上密空行教法，使我真正嚐到了「真修實練」後的甜美果實。感恩一切衆生！

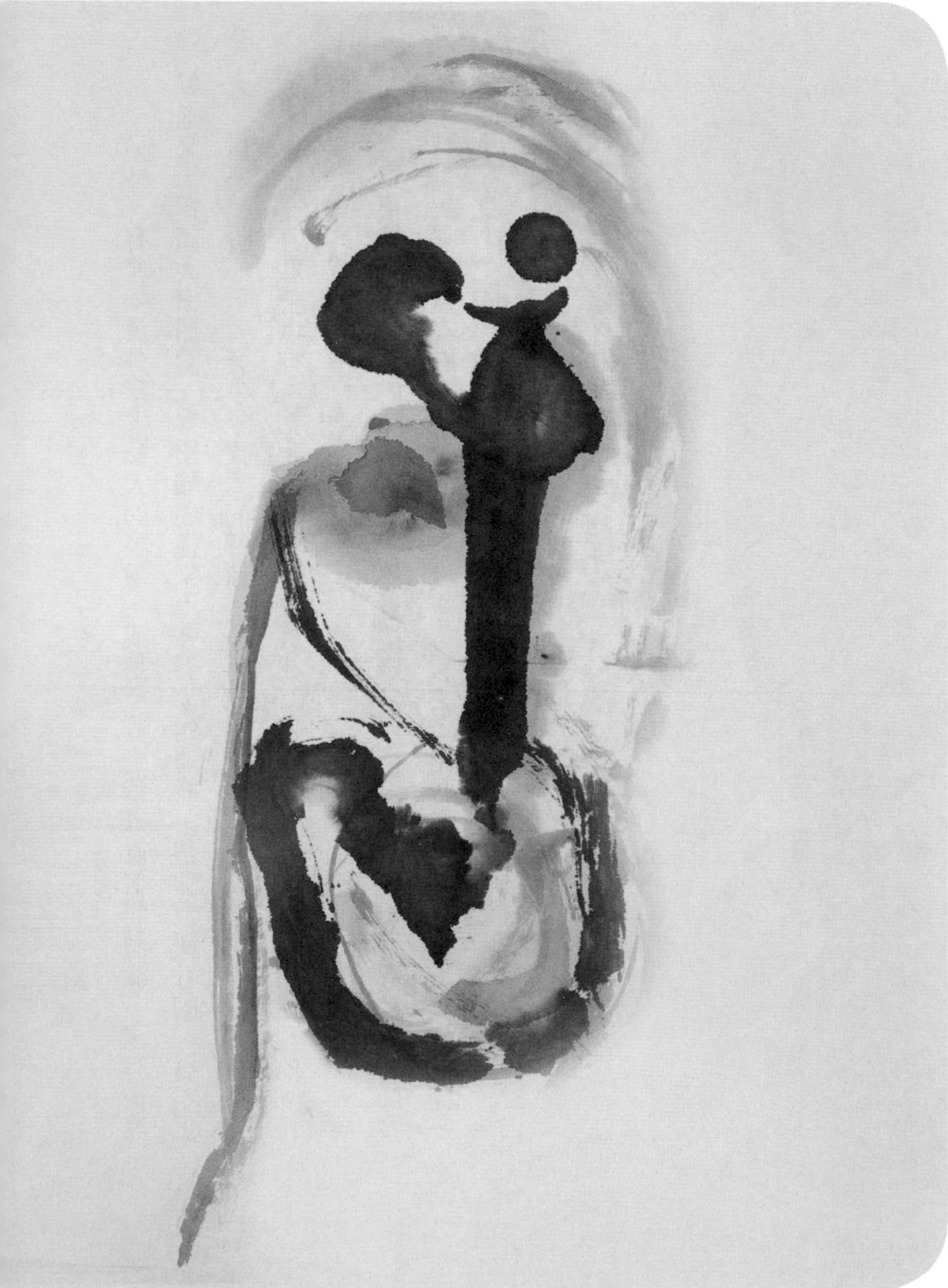

part 1

鳳凰傳承 · 喜樂瑜伽

怎樣理解鳳凰傳承的意義？

作為「喜樂瑜伽」的傳承人，曾經歷過生命的粉碎，而後在絕望中重生，在瑜伽冥想境界得見宇宙鳳凰真容；後經師父們點化，將鳳凰祥瑞的能量融入喜樂瑜伽，幫助人們勇敢面對，並超越生活中的挑戰，使生命之花如鳳凰般美麗絢爛。

鳳凰浴火重生之後，自歌自舞，見則天下太平。

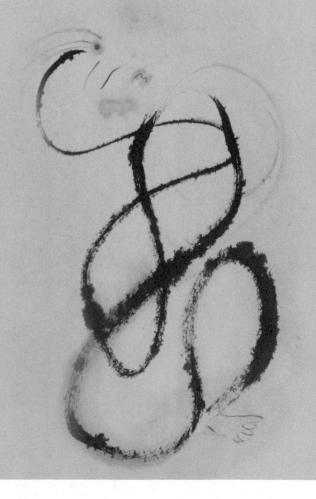

第一章

認識鳳凰傳承・喜樂瑜伽

何謂喜樂瑜伽？

人的生命從母腹中分離出來，開始認識事物。漸漸地，透過落地走路，與大地有了連接；再透過蟲鳥萬物、藍天白雲及春夏秋冬，與大自然有了連接。在種種連接中，如果特別對某人某事某種理念有特殊的興趣、感覺，就會由連接發展到相應相融合爲一體。人生種種不同的連接相應組合的行爲，用一句梵文來概括，就是「Yoga」——瑜伽。「瑜伽」的意思是連接相應組合，很簡單！

通常，人類爲了生存在不斷的連接組合中活動，但同時持續不斷地從組合中分離出來，然後又做新的連接與新的分離。這樣反反覆覆的過程，使人疲憊不堪、身心失調，遠離快樂、沒有安全感，因此躁鬱症及各式各樣的身心疾病，便趁虛而入。

那麼，除了以生存爲目的的「瑜伽」，有沒有另外一種「連接」（「組合」「合一」）可以平衡、制約痛苦，可以療癒，可以讓人多些平靜喜悅，既不妨礙做事，又能保持身心平安呢？

有的！那就是幾千年以前喜馬拉雅山古聖先賢教導的「瑜伽智慧」。

⊙「瑜伽智慧」是宗教嗎？

最早的瑜伽經典是《薄伽梵歌》，已經有五千多年了，那時世上尚沒有任何宗教。《薄伽梵歌》主要教導如何與宇宙至上意識連接組合，這與道家的「天人合一」、佛家的「往生淨土」、基督教的「永生天國」是相同的。

「瑜伽智慧」可以說是一切宗教的源頭和終點，因爲宗教之間也要相互尊重連接組合，世界才會和平。另外，很多宗教法門中的修持方法，如「打坐」僅是古瑜伽中的一個體位、一種方法而已；而「阿彌陀佛」法門，在古瑜伽中被稱爲「梵咒瑜伽」，則是其中一個門派。

宗教研究教義，瑜伽智慧研究心——因此，瑜伽智慧不是宗教，而是宇宙意識，是高頻率正能量。

⊙瑜伽智慧對人的主要好處

1. 清理身心靈中的負面能量、偏知偏見。
2. 提升連接組合的頻率振動，提升心理和生理的免疫力。
3. 了解並接受宇宙高能量、人間正能量，並智慧地連接組合，使身心健康喜樂。

⊙瑜伽的種類

1. 健身房瑜伽——著重體能訓練，有助於鍛鍊肌肉和筋骨。
2. 宗教式瑜伽——苦行戒律，有助於提升意志和虔誠心。
3. 身心靈瑜伽——自在隨緣，可以修復細胞和深層次情感創傷、平衡陰陽機制、減緩老化，同時能增強肌肉筋骨及提升意志和虔誠心。

喜樂瑜伽在不同國家地區傳授十多年，被公認爲身心靈能量關懷瑜伽，既沒有健身房瑜伽的高難度挑戰，也沒有宗教瑜伽的嚴肅凝重，是活潑單純的瑜伽套路。

⊙爲什麼叫「喜樂」瑜伽？

瑜伽領域博大精深，但總括來說，可以分爲兩大部分：一是「有相」瑜伽，另一則是「無相」瑜伽。

有相瑜伽，是透過外相的活動（包括肢體行動及冥想形式）與宇宙連接；無相瑜伽，則是完全的「內功」，包括意識、意志及情緒的控制，同時包括內在精神世界對衣食住行等各方面的觀照覺察。

「喜樂」的緣起是基於太多人苦悶、身心靈疲憊，如同流浪的孩子，因而在師父們的慈悲點化下，命名「喜樂」。

喜樂瑜伽的體位法稱爲「瑜伽術」，是爲有相部分；無相部分體現在內在冥想及意識的淨化提升中，包括九部功法的名稱都具有提升能量、開發智慧的功能。

現代很多人因用腦過度，身體反倒不夠聰明，喜樂瑜伽九部功法能幫助我們回歸單純的頭腦、空靈的心和聰明的身體。

喜樂瑜伽的六大「配方」

「配方」一詞常見於中醫藥方。一個有經驗的中醫，能用少量的草藥配置組合成效果極佳的治病良方。

中國民間有句話叫：「治病的藥不貴。」喜樂瑜伽配方的特點就是單純易學，沒有多餘的「花俏」動作。其內在聰明的系統和愛心程式，分別能用來調理人體的氣脈和交感神經、副交感神經，以及內分泌、五臟等，是一種關切體貼的養生養心方法。喜樂瑜伽的第一部到第八部，皆遵循著這樣的原則，而第九部「回歸自然」則是拙火瑜伽的部分，有更深的意義和作用。

「體乃載智之舟、育德之舍。」假如我們要幫助一個落水的人，要先抓住他的衣服才能把人拖上岸。我們把人比喻為靈魂，把衣服比喻為肢體，喜樂瑜伽透過對肢體的健康關懷而釋放靈性；另一方面，靈性的提升也有助於身體的健康，物質和精神互相作用、相互轉化，這就是「喜樂瑜伽」的特質。

現代社會有許多瑜伽老師，其中有些智慧很高並注重靈性修持的人，但是也有相當多的人把瑜伽與其他體能訓練混爲一談。坊間經常看到練就一身「健美」肌肉的瑜伽老師，做出類似柔術和自由體操的高難度優美動作，讓人看得眼花撩亂……

我在哲學中心講課時，曾有不少西方學生問我：「喜樂瑜伽和我們常見的瑜伽有什麼不同？」我回答：「有些老師只把一個漂亮的花瓶給學生，裡面卻沒有鮮花。喜樂瑜伽不僅有漂亮的花瓶，裡面還有鮮花……」這個回答竟使在場的觀衆鼓起掌來，說明許多人眞正了解「瑜伽」的天職和使命。

⊙六大配方

⋮呼吸⋮

呼吸是生命的律動，更是靈性生命的需要。一呼一吸之間，要求貫通中脈和七輪（頂輪、眉間輪、喉輪、心輪、臍輪、密輪、海底輪）。

一般呼吸：鼻進鼻出。吸氣時，氧氣大多留在肺部；呼氣時，氧氣往頭部走。呼吸短淺。

喜樂瑜伽呼吸：鼻進口出。吸氣時，腹部凸出，氧氣留在橫膈膜處；閉氣時，聚集氧氣（能量）；吐氣時，腹部凹進，氧氣輸送到全身。亦不同於一般的丹田呼吸。

……觀想……

觀想是一種意念、念力（念的力量最強——心想事成；念的速度最快——心想即到）。

觀想是精神作用於物質的過程，具備空性的品質；結合有形與無形、物質與精神，陰陽兩極對立，卻又相依相合。

・呼吸時的觀想

吸氣：觀想吸進宇宙光明能量。吸氣時，從頂輪依序直到海底輪，把宇宙中至眞至善至樂的能量吸入身心，使之充滿身體每個角落、每個細胞中。

光明即是正面、積極、清明、透澈、沒有雜質（煩惱、痛苦、緊張、壓力、擔憂、恐懼）污染。

能量則是非常細微的物質，非肉眼能見（一切物質只是能量的不同排列組合而已）。

呼氣：觀想把自己的種種負面、晦暗、不愉快的情緒，以及身體的不適，由全身每個毛細孔排出去。

• 情緒對身體的影響

身體是非常精細的化學工廠，不但被我們的飲食、外在的環境（空氣、水等）影響，同時也會被自己的情緒影響。

經常「急躁」的人，通常「胃」不好；

經常「恐懼」的人，通常「腎」不好；

經常「悲憂」的人，通常「肺」不好；

經常「憤怒」的人，通常「肝」不好；

經常「勞累」的人，通常「心」不好。

中醫裡說到的五行、五臟、五色、五官，都是在說明身心合一的道理。在《姥姥的靈悟天書》中有第六章「透過音聲振動，調養身心——天籟五音」，可以搭配來讀，會有更深的理解。

手印

十指結出的種種形狀，蘊含著宇宙的巨大能量，是與宇宙高頻溝通時的奧秘符號，也能刺激身體內外不同部位的微細神經末梢。

十指不止連心，也連著五臟六腑；十指的動作與意念也緊密相連，還可對治身體的某些疾病。

梵音

喜樂瑜伽中的簡單梵音，可振動末梢神經及脈輪，增進全身各系統的良性循環。簡單地說，就是「音聲療癒」。

身印（靜態）

身體做出種種靜態動作，作用與手印相同。

體位（動態）

身體做出的種種動態動作，使全身內與外、物質與精神、有形與無形結合，在律動中使精脈、氣脈、血脈暢順，新陳代謝活躍。

喜樂瑜伽的六大配方，是一套完整的「身、心、靈」修練，是一套「體貼、關切」的健身健心方法。喜樂瑜伽並不要求動作完美，只要你有「信心、恆心、眞心」，想要眞正的喜樂自在，每次練習都做到極限，突破自己、超越自己。接著，再慢慢地搭配呼吸、觀想……強而有力的呼吸，剛柔並濟的動作，自己能感受到能量的流動，以及做完瑜伽後的身心舒暢，然後把這種身心境界帶入日常生活，讓自己在不知不覺中散發出喜樂能量，就可以影響身邊的人。潛移默化的力量是巨大的，在無爲而爲的當下，你將成爲自己生命中的大慈善家！

第二章

喜樂瑜伽九部功法

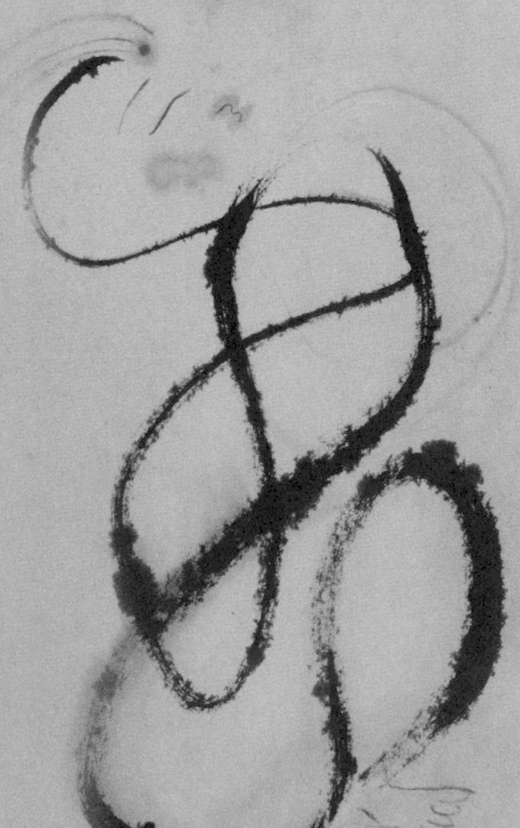

這最久遠的瑜伽智慧，蘊藏著最高的秘密。因爲你的心是虔誠的，所以你是這古老智慧的朋友，你將會得到祝福和收穫。

——《薄伽梵歌》第四章第三節

關於瑜伽最早的文字記載，約可追溯到五千多年前的《薄伽梵歌》。幾千年來人類歷史幾經更迭，進入二十一世紀，醫療、科技等方面更是突飛猛進地發展。但即使是最新的醫學科技知識，仍然無法精確地解釋，爲什麼瑜伽這古老的智慧得以作用於人的身心靈。換言之，瑜伽的功效多是「只可意會，不可言傳」。

以下介紹喜樂瑜伽的文字中，每部功法都有關於「功效」的簡單描述，以及學員們的經驗分享，這些文字的作用，僅僅在於提示和「拋磚引玉」。根據我們多年的教學經驗，喜樂瑜伽的每部功法既自成一體，又相輔相成，對習練者的身心靈進行全方位的關照。因此，有時實在很難在每部功法之間，清楚地劃分出功效界限；又因爲修習者的具體狀況不同，喜樂瑜伽在每個人身上呈現出的功效也是多姿多采的。至於喜樂瑜伽會帶給你什麼樣的改變與提升，則有待你自己透過持之以恆的練習去發現了。

爲了幫助人們開發參悟喜樂的智慧，喜樂瑜伽每一部功法的名稱都有著提升和引導的作用。九部功法分別是：天地之間、高山雪蓮、童年時光、笑口常開、智慧之劍、荒漠甘泉、金字星座、益西措姆、回歸自然。每一部功法的名相中，都包含了一種境界，因此要求習練者要在深層次中去領悟並接受引導，這樣才能讓喜樂瑜伽高頻的個性能量，作用於你的身、心、靈。

本書附有ＤＶＤ，由喜樂瑜伽總教練呆呆（王晏霏）親自示範前八部功法。這裡的文字則著重於介紹功法的觀想引導。

〈喜樂瑜伽之歌〉

我成長在遼闊的天地之間
身心純淨猶如高山雪蓮
準提梭哈　準提梭哈
童年時光的無憂無慮
笑口常開將愛心奉獻

智慧之劍將無明和煩惱斬斷
金字星座揚起生命風帆
荒漠甘泉　嗡啊吽
荒漠甘泉哺育著赤子之心
益西措姆是母親的呼喚
啊　回家
讓我們一起勇敢智慧光明喜樂回歸自然

喜樂瑜伽第一部　天地之間

⊙智慧雨露

我是宇宙的父親和母親，也是宇宙的支持者和祖先。我是萬物，我是淨化者，我是梵咒「嗡」，我也是黎俱、三摩和夜柔韋陀。

——《薄伽梵歌》第九章第十七節

我給予光和熱，我是一年四季，我是雨水。我既是永恆也是無常。

——《薄伽梵歌》第九章第十九節

⊙功效

連接大地和宇宙能量，消除因愛而受傷的情緒體。透過對背部、手臂、胸腔的調理，減輕工作壓力。

⊙手印

金字塔手印

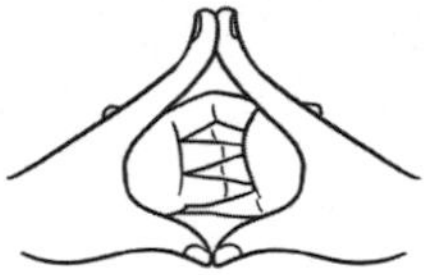

迎請手印

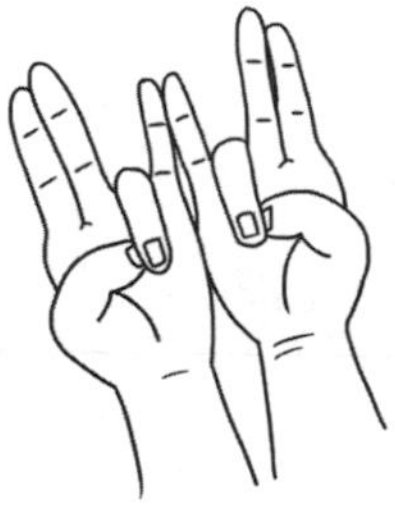

喜樂手印

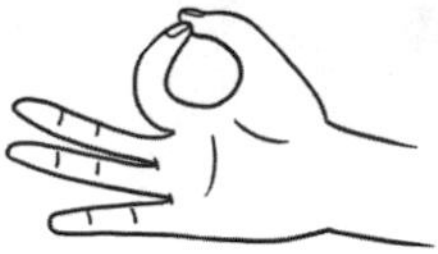

⊙功法

1. 盤坐，手結金字塔手印自然垂放在腿上，脊椎挺直。

觀想自己坐在天地之間，猶如胎兒坐在母親的腹中，宇宙母親的能量滋養著我們，從宇宙的最高處有一束神聖的光，祥和輕柔地向下降落、降落……到我們的頭頂……

2. 吸氣，伸出雙臂向上，手結迎請手印，接受這來自宇宙中最祥和、溫暖的力量。

吐氣，雙手順勢下收，通過頂輪、眉間輪、喉輪到達心輪……

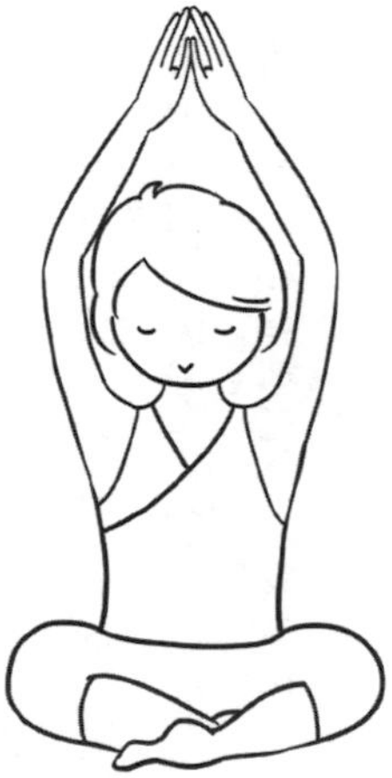

3. 雙手上臂交疊收於胸前，雙手掌心互握，大拇指置於眉間輪，閉氣，凝聚這種聖潔的能量，使它在心中更穩固、更深沉。手鬆開吐氣，雙手自然下垂置膝上，接著再重複剛才的觀想及動作，直到你認爲身心達到了某種鬆弛和寧靜爲止。

4.手結喜樂印放置雙膝，做三次喜樂瑜伽呼吸，同時深入觀想：宇宙中大能之光從頂輪、眉間輪、喉輪、心輪、臍輪、密輪、海底輪，輕柔地瀰漫、貫通、瀰漫、貫通、瀰漫、貫通……瀰漫於我們身心每一個角落……這時，我們會有一種遍體舒泰，或者輕微觸電般的感覺。身心一片光明，沒有晦暗、沒有憂慮，世俗的世界離我們愈來愈遠，宇宙的眞實開始顯現……我們在天地之間，猶如胎兒坐在母親腹中，宇宙母親給予我們最慈悲、最溫暖、最眞實、最柔和的能量。我們是胎兒，沒有小我的意識，我們的意識就是宇宙母親的大愛大我意識。請加強觀想：宇宙母親的大愛大我，化爲能量之光充滿了我們的身、心、靈。我們的身心被光所充滿，和諧寧靜，一塵不染……

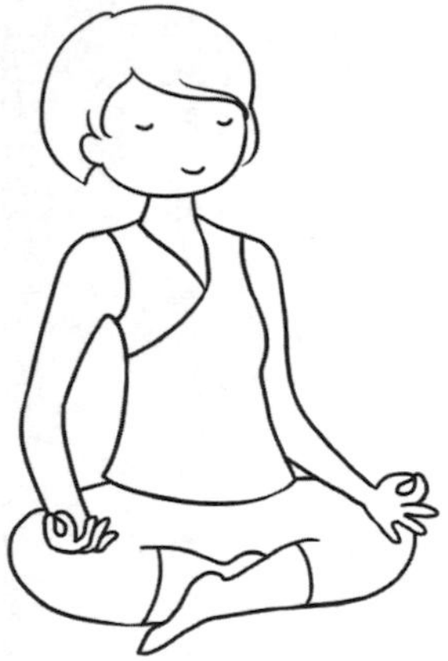

5. 結束動作：

①慢慢將雙臂向後伸，在身後結金字塔手印，同時吸氣，頭放鬆向後仰，接著吐氣時身體向前彎下。此動作重複做三次。

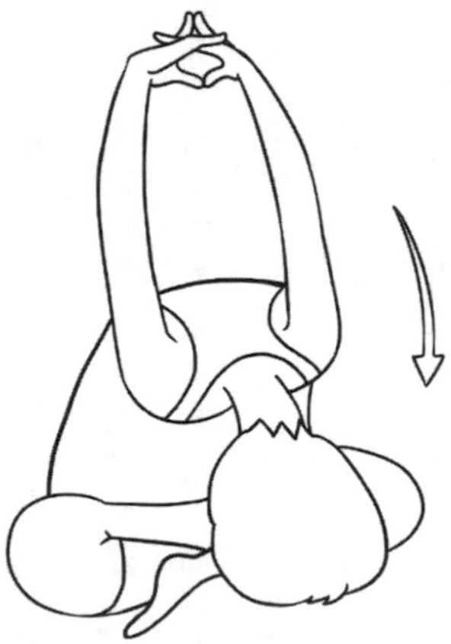

②雙手交叉按摩足底，舌抵上顎輕輕叩齒。

③雙腳伸直坐起，上身前彎時吸氣，手碰觸腳趾尖；後躺吐氣，頭肩不著地踢腿甩手。此動作重複做三次。

喜樂分享

我是瑜伽老師，我喜歡喜樂瑜伽

Susan Lee（美國，洛杉磯，市場銷售人員）

我第一次去上課，一進到教室就看到不一樣的光。其實教室的燈不太亮，在前方左右兩個角落是兩盞落地燈，很柔和舒服，而老師的後面也像有燈光射出來，當時沒多想，以爲是自己眼花。之後有一次進教室，又看到同樣的光！老師說，應該是宇宙能量在加持大家吧！後來還有一次進教室時，整個教室都是光。我確信不是自己眼花，因爲那個光很特別，無法形容，我從來沒有在其他地方看過。我本身就是瑜伽老師，我自己很喜歡喜樂瑜伽，我喜歡這個瑜伽的理念，非常正面積極光明，的確是讓人喜樂。

修行人看出喜樂瑜伽能量確實不同

胡曉燕（中國，東莞，房屋銷售人員）

「有人觀摩練習者示範『喜樂瑜伽』時，發現這套瑜伽的光速是最快的。」當時對書中這句話的描述沒有感覺，因爲自己尚未體驗過喜樂瑜伽的能量。

兩年前參加源淼老師的工作坊時，才開始接觸喜樂瑜伽，之後斷斷續續地練習，而且把主要的時間大多用在自我療癒上。直到最近，我才感到好像一切開始進入一種自然推動的狀態。以往有意地練習瑜伽，是爲了加強身體的調理；現在練習瑜伽與唱誦，已經像吃飯一樣自然而然地融入我的生活，成爲生活的必需品。很幸運地，我每天能在離家只要驅車五分鐘的自然植物園裡，一個天地合一的環境中練習喜樂瑜伽，感受到老師書中的描述的確眞實不虛。

我覺得做完暖身動作和第一部功法，就已經讓人氣脈很充盈、平靜，感受到喜悅的能量。第一部「天地之間」以心輪爲主，結合了靜心、冥想、手印、身印、呼吸，有修復、平靜心情的功能，老師曾叮囑這一部是必練的功法。我在公園裡練習第一部時，通常都閉著眼，我眞的體會到內在感官開啓，看見了很多光的快速流動。（這點我想是因人的狀態而異吧！）當時我還以爲是外界的光，一睜開眼，看到的卻是晴朗的天空。不過就在閉上眼睛後，眼前各種光又快速地動了起來。

我頓時想起老師書中提到喜樂瑜伽的光速，也讓我因此對老師的教導深信不疑。書上提及觀摩的人是個天眼通的修行人，她看到的那些「光」原來是對練習者的加持與調整。老師是寶，還要你能慧眼識寶啊！感恩自己內在那清明的靈魂，一眼就認出喜樂瑜伽的本質如此尊貴、眞誠與大愛無疆！

喜樂瑜伽第二部　高山雪蓮

⊙智慧雨露

完全斷掉痛苦的方法就是瑜伽。你要有決心和堅強的意志來修練瑜伽，絕不可以意志消沉、萎靡不振。

——《薄伽梵歌》第六章第二十三節

⊙功效

加強專注、穩定的能力。對緩解肝、腎及胰臟的負擔有幫助，同時有利於眼睛的健康。

⊙手印

雪蓮花手印

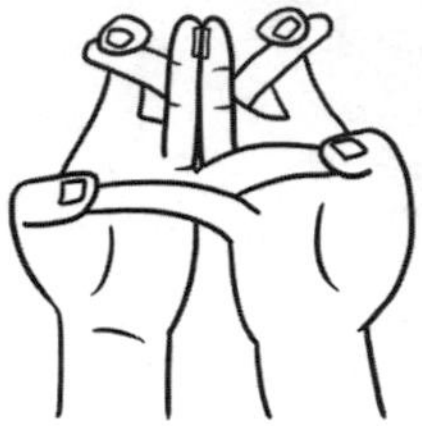

（編注：手掌背對，手指交叉，大拇指壓住小指，食指打開勾住中指，無名指背立靠攏。）

⊙功法

1. 左腿後彎，左腳跟抵住海底輪（也叫百脈叢、會陰穴）。右腿跨坐，與左腿交叉，身體坐正坐穩。觀想現在的身體像一座穩固的高山，一座具備很多美德的高山，不僅具備和諧的金、木、水、火、土五大元素，同時也具備慈悲和智慧。

2. 深呼吸，手結雪蓮花手印，舉至與眼睛平行。這朵雪蓮花環繞著高山，它聖潔美麗，是我們心中的花。請面帶微笑，瞠目上提眼角，自然呼吸，兩眼目光追隨雪蓮花的飄動，緩慢地轉向左邊，從左到右，從上到下平轉到密輪，從下到上齊眉間輪，從離眼前最近處，到手臂伸直的最遠處。

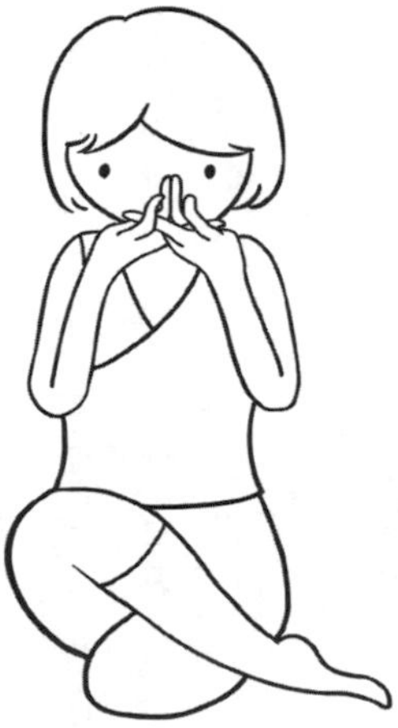

重複做三次，可根據個人情況或快或慢。

眼睛盡量保持凝視瞠目狀態，覺得嚴重痠痛時，用力閉住眼睛，然後滾動眼球，做眼底深度按摩，再睜開眼睛。

3. 換邊，右腿後彎，右腳跟抵住海底輪。左腿跨坐，與右腿交叉，手結雪蓮花手印。瞠目使眼角提起，自然呼吸，以一種寧靜柔和的感覺，目光追隨雪蓮花的飄動，緩慢地轉向右邊，然後依次從右到左，從下到上，從離眼前最近處，到手臂伸直的最遠處。重複做三次。

若眼睛發痠、發脹，甚至流淚，都屬正常現象。盡量不眨眼，實在需要眨眼時，就用力閉住眼睛，滾動眼球，做眼底深度按摩。

4. 結束動作：雙手自然垂放、坐正。

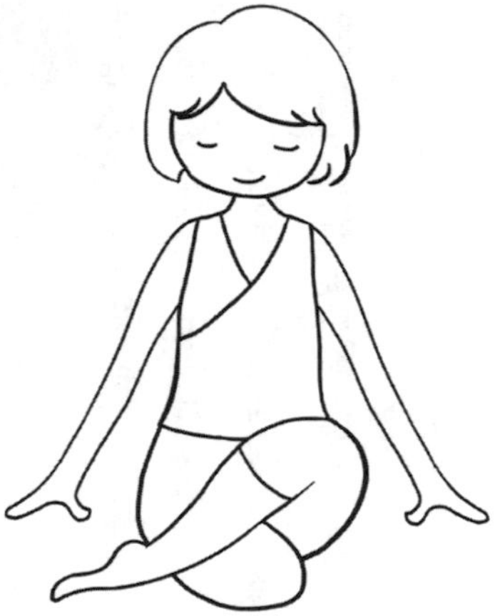

喜樂分享

喜樂瑜伽療癒了我的不汗症

Yvon 楊（美國，洛杉磯，餐廳經理）

我從中國東北來到洛杉磯的頭幾年，因爲語言、工作，以及居住環境巨大改變的壓力，即使在南加州氣溫高達攝氏三十六、七度的炎炎夏日裡，我也不會出汗。手心、腳心會變得通紅且發熱，唯有在大量的激烈運動後才會有微汗，憋得非常不舒服。看過中西醫，也檢查不出什麼毛病，醫生只説身體的自主神經有點失調，放鬆且注意飲食及運動就好，但一直沒有明顯的改善。那時我二十六歲。

後來有個中醫朋友介紹我去練習喜樂瑜伽，她自己已經上了一個月的課，感覺很好，邀我去試試。我心想反正沒害處，於是立刻報名，等著新班開課。

第一堂課只教四部暖身動作和喜樂瑜伽的前兩部，老師教得很仔細，我也很認眞地跟著練習。課程結束時老師説，如果有任何特別的反應，不要擔心害怕，有問題隨時可以打電話給她。

第二天一大早，我就迫不及待地打電話給老師，因爲我身上發生了不可思議的奇蹟。我前一晚上完課回家，洗澡、準備完明天上班開會的資料就去睡覺了。剛要睡著時，身體突然開始大量出汗，不停地出汗。那是三、四月的洛杉磯，早晚氣溫還很冷，睡覺時需要蓋被子，但是我的汗水卻幾乎濕透衣服，而且每隔一、兩個鐘頭就必須換睡衣，那天晚上我總共換了三次衣服。雖然沒怎麼睡，不過快天亮時，我卻頓時感覺全身神清氣爽，就像堵住的水管全部疏通了，是這幾年來從沒有的舒暢。

我相信這是練習喜樂瑜伽時，觸碰到我身體裡的某個開關。雖然只練了不完整的一次，卻能療癒我幾年來的不汗症（這是後來才知道的醫學名詞）。在那之後，我當然繼續認眞地練習，工作忙的時候，也保持至少每星期一次。至今，我已經把喜樂瑜伽介紹給很多朋友了。

中風後遺症完全痊癒，感謝喜樂瑜伽

Irene 陳（美國，洛杉磯，市場銷售人員）

我一向很注意健康，素食二十多年，平日裡也鍛鍊身體，但沒想到會中風。好在除了右耳聽不見，沒有其他中風後遺症，於是我更加注意健康保健，家人們也把我看得更緊，預防中風再次發生。

有一天，一個朋友告訴我，他去練習喜樂瑜伽時，聽到其他同學說自己身體上的改變，建議我去參加。我先去觀摩了一次，在一個寬大的院子裡，花香鳥語、遍地綠草，如此自然的環境和清新的空氣，讓我一到那裡就很喜歡這個練習瑜伽的場地。之後我就跟著一起上課，每星期一次，平日在家自己練習，就這樣練習了將近三個月。一天我剛練完瑜伽後，突然覺得鼻子癢癢的，用手摸了一下，右邊鼻孔流出深黑色像血一樣的濃稠物。我用力擤鼻子，更多的深黑色濃稠物跟著出來，但之後慢慢流出的液體就像正常的鼻水一樣了。突然間，我的右耳聽見自己擤鼻子的聲音，我簡直嚇了一跳。打電話給我先生，話筒放在右邊耳朵上聽他說話時，我高興得一直流淚！

喜樂瑜伽第三部　童年時光

⊙智慧雨露

我實在告訴你們，你們若不回轉，變成小孩子的樣式，斷不得進入天國。

——《聖經》〈馬太福音〉第十八章第三節

⊙功效

促進血液循環、新陳代謝，能維護脊椎的功能和彈性，並具有臉部美容的效果。

⊙手印

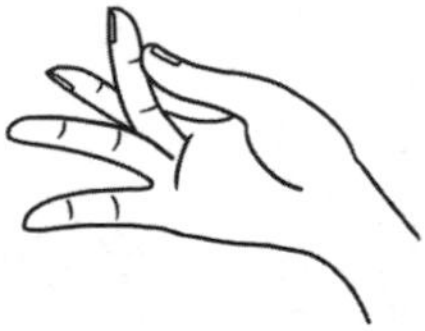

⊙梵音：準提梭哈

*準（振動頂輪、眉間輪）

*提（喉輪）

*梭（心輪、臍輪）

*哈（貫通七輪）

「準提梭哈」是梵語對宇宙母親的稱呼。

⊙功法

1. 請自然盤坐。大拇指按住中指第一個關節，結定心手印。深吸氣時，膝蓋向前著地立起，呼氣時唸誦：準、提、梭、哈。唸誦「哈」時，身體向後倒，兩腿抬起過頭伸直，腳尖盡量置於頭後方地板，並以肩部支撐全身，閉氣。接著吸氣，腳心相對，用力向上踢，並吐氣回到盤腿姿勢。

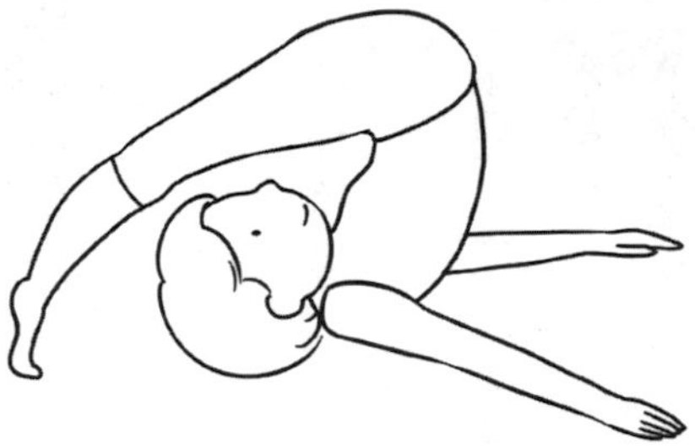

2. 童年時光給我們的提示是：「此時的我們是一個兒童，保有童貞的心態。」兒童沒有什麼心理負擔，兒童期是與大自然最接近的年齡，也是經常呼喚母親的年齡。這部功法透過眞誠呼喚「準提梭哈」得到加持，而喚起無憂無慮的自性。

3. 觀想：做「童年時光」的時候，我們觀想自己的年齡只有十到十二歲，這時我們是一個兒童的心態，處於童年歡樂的時光。不要想身體上的病痛苦厄，而應該想著我們小時候沒有疾病、沒有痛苦、沒有煩惱的時光，心靈是非常輕鬆活潑的。

4. 這部功法有三種體位，可以根據個人情況選擇。不要求動作做到盡善盡美，須量力而行，不可以操之過急。

第二種體位——與前面的第一種體位相似，差別在於兩腿向上伸直於空中，並以肩部支撐全身。

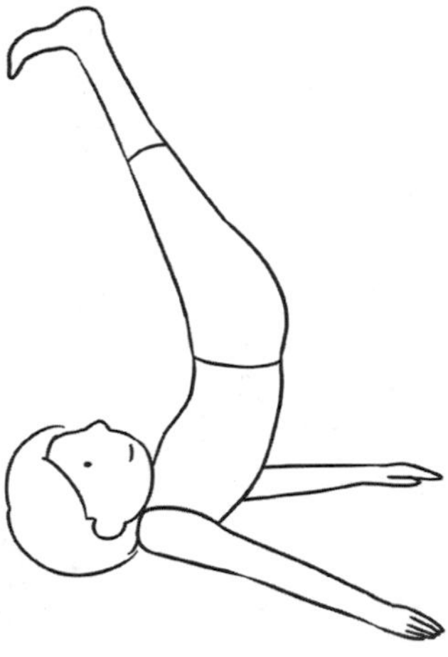

第三種體位——與第一種體位相似，差別在於，一開始兩腿須維持雙盤腿姿勢，膝蓋無須立起。

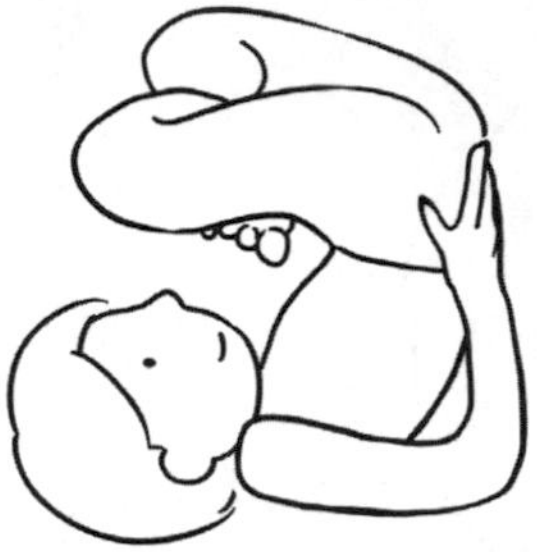

5. 結束動作：自然盤坐。

⊙注意

患有嚴重高血壓、心臟病的人，在做這部功法的時候，要提前向老師說明自己的情況，並在老師的指導下練習。做完此部功法之後，應該馬上接著做第八部功法「益西措姆」，從而得到充分的放鬆和休息。

喜樂分享

讓人重返青春的喜樂瑜伽

林和（美國，喜瑞都，電子工程師）

我原來不理解什麼是「只可意會，不可言傳」，練習了喜樂瑜伽以後才豁然明白。

以前我對於用「呼吸」來帶動動作，完全不得要領，但練習喜樂瑜伽將近一年後，我逐漸體會到「氣」在身上的作用。有些平時看來根本做不來的高難度動作，運用呼吸及練習後就能完成。對我們近六十歲的人來說，不由得產生一種成就感，以及一種發自內心的喜悅，感覺自己突然年輕了很多歲，也讓我感受到喜樂瑜伽深呼吸的奧妙。

由於長期使用電腦工作，我手指的關節僵硬疼痛，每天睡覺起來，手指的關節都痛到不能彎曲。練習瑜伽近一年，身輕了，手指變得靈活了，早上起來的疼痛減輕了百分之八十，身體的一些病痛也得到改善。正是因爲喜樂瑜伽帶給我的效果，使我有了繼續堅持下去的動力，相信往後持之以恆的話，我定能痊癒。

總之，貴在堅持。當你開始練習瑜伽之後，不要虎頭蛇尾，要堅持下去。一年以後，你對瑜伽一定會得到更深的領會和身心的愉悅，也必定能體會到大自然給我們的恩惠和生命的美好。

喜樂瑜伽，不分男女老少都適合

George 張（美國，洛杉磯，汽車機械技師）

我是陪著太太去練瑜伽的，她晚上不能開車，需要我接送。我一直是在外面等她，直到有天，老師說外面天冷了，請我進去等。後來太太慫恿我說，你等也是等，一起練吧！當時我都五十出頭了，老骨頭一把，不想丟人現眼，更不想看到自己的笨手笨腳。我旁觀了幾次，覺得有幾部我應該還練得起來，才正式加入課程，跟老師學習。

別看我一把老骨頭，第三部「童年時光」的第一個體位我很喜歡，因爲我翻得過去，心裡很得意地回味了一下童年樂趣。但是幾次之後，我覺得腰有點不舒服，便告訴老師我的腰過去因爲搬重物而受傷過。老師很仔細地問我情況，並跟我說可以練，只是動作要放慢一點，不要勉強。於是我繼續練了大約三個月後，慢慢地，不舒服的感覺沒有了。老師說，喜樂瑜伽有時會把沒有徹底痊癒的舊傷帶出來，但是只要繼續謹愼地練習，就能夠眞正地痊癒。

這實在是無心插柳，太太還經常很得意地跟別人說這件事，也勸朋友們別在乎年齡，喜樂瑜伽是不分男女老少都適合的。

團練效果更強大

Roger 郭（美國，洛杉磯，私人企業員工）

我練瑜伽時，最羨慕的是大部分的女同學在練第三部「童年時光」時，都可以做到第三種體位——雙盤腿，很漂亮地翻過去。我實在沒辦法，只好經常在家裡自己練習雙盤腿，想盡快練出功夫來展露一下。有一天上課時，我居然成功地把腿拉上來了，雖然很痛，但確實做到了。不過，當我回家自己練習時，還是不行，下次上課時卻又成功了！幾次成功的經驗下來，腿也漸漸不那麼痛了，但我還是不明白爲什麼課堂上可以做出雙盤腿，在家裡卻不行呢？後來我想，可能是上課時，整個教室裡被加持的能量很強的緣故！之後我在家裡練習時也可以雙盤腿了，讓我相信這是能量已經加持於我身上，讓我能得到喜樂瑜珈的傳承力量。

喜樂瑜伽第四部　笑口常開

⊙智慧雨露

大肚能容，容天下難容之事；
開口常笑，笑天下可笑之人。

——彌勒對聯

我的弟兄們，你們落在百般試煉中，都要以爲大喜樂；因爲知道你們的信心經過試驗，就生忍耐。但忍耐也當成功，使你們成全、完備、毫無缺欠。

——《聖經》〈雅各書〉第一章第二至四節

要常常喜樂，不住地禱告，凡事謝恩。

——《聖經》〈帖撒羅尼迦前書〉第五章第十六至十八節

心中喜樂，面帶笑容；心裡憂愁，靈被損傷。

——《聖經》〈箴言〉第十五章第十三節

喜樂的心乃是良藥；憂傷的靈使骨枯乾。

——《聖經》〈箴言〉第十七章第二十二節

誰是富有的？爲自己的命運而欣喜的人。

——《塔木德》〈艾博特〉第四章第一節

⊙功效

淨化、擴張能量，增強舒適感、喜悅及幸福感。擴張肺部，能幫助改善哮喘與呼吸方面的問題。

⊙功法

1. 兩腿自然分開成內八字，膝蓋微微彎曲。面露微笑，雙手放鬆，手臂抬起至胸前，如蓮花般自然開合。

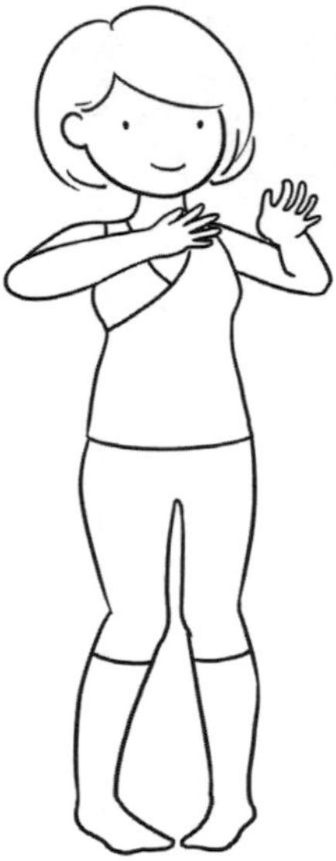

蓮花開放時吸氣，蓮花閉合時吐氣。同時觀想：大自然中最光明快樂的能量，透過手中的蓮花，進入了我們的身心；蓮花「出淤泥而不染」的品格，像清泉般洗滌著我們的身心。在吐氣的時候，請觀想把自身的病氣、濁氣以及種種不愉快的情緒排除出去。這時候，臉上的表情會自然而然地發出微笑。呼吸是暢順而綿長、有力而均勻的，做七次呼吸。

2. 兩腿自然由內轉爲外八字。雙手姿勢、觀想、呼吸不變，做七次呼吸。

3. 結束動作：自然站立

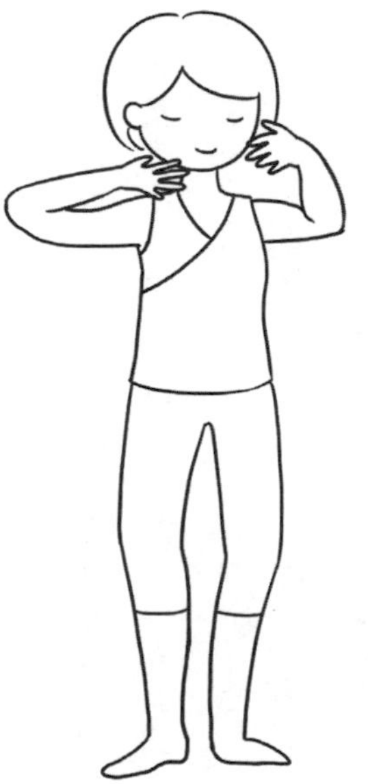

喜樂分享

喜樂瑜伽幫我排毒健體

Daniel 林（美國，洛杉磯，退休人士）

我在台灣時就有類風濕性關節炎，來到美國隨著年齡漸長，關節炎更加嚴重，不得已開始注射美國仙丹——類固醇——止痛。雖然知道類固醇對身體不好，有很多副作用，但是疼痛難忍時，還是只能以身試毒。

經朋友介紹，和太太一起加入喜樂瑜伽練習。幾個月後，每次練完都會有噁心想吐的感覺。老師說繼續練沒有關係，不用擔心，但是每次我自己都會準備一個袋子，以防到時眞的吐出來。上課上了將近半年，有一天上課時，突然又覺得想吐，我抓出袋子，還沒跑到邊上就吐了。之後大概每個月都會吐一些東西出來，問了西醫也沒說清楚這是什麼現象，但我自己覺得好像是喜樂瑜伽幫我把藥毒清理出來，副作用明顯變得比較輕了。

幫我調理了側彎的腰椎

Stacy 李（美國，洛杉磯，稅務人員）

我練習喜樂瑜伽有一陣子了，剛開始只因爲朋友們都在練，我也就加入大家的行列一起練習。下課後，我們三五好友常聚在一起，開心地喝下午茶聊聊天。

有一天在喝茶時，尾椎骨有輕微麻酥酥的感覺往上蔓延，但很快就停止了，我也沒在意。直到幾次後感覺比較明顯，才跟朋友提及此事。

她們建議我去找老師。老師先問了我一些問題，然後說沒什麼，好好練，有其他情況發生的話，要隨時告訴她。一段時間後，腰椎的部分開始有點隱隱作痛，我立刻告訴老師，老師就問我腰椎是否有問題。我的腰椎從年輕時就有點側彎，平時還好，不過處在特定的姿勢時會痛。老師說這是自身能量在調理腰椎，現在開始更要好好練。不過自從搬家後，離上課的教室太遠，自己一個人沒伴，也就沒有固定練習。之後爲了健康，我一定會繼續練習。

喜樂瑜伽第五部　智慧之劍

⊙智慧雨露

祛除了一切雜念、制服了心性的人，寧靜、沉著、知足，幸福無所不在。

要心靈保持和平清淨。你眞正的敵人是你浮躁的心。

——《薄伽梵往世書》

在靈性的修持中堅定不移，放下一切的執著，在成功和失敗面前都保持相同的心境。寧靜喜悅的心靈稱爲瑜伽。

——《薄伽梵歌》第二章第四十八節

一個人若能控制自己，他即是自己的朋友。

一個人如果無法控制自己，他即是自己的敵人。

——《薄伽梵歌》第六章第六節

⊙功效

改善和防止骨質疏鬆，加強腿部、肺部、胸部、手臂的肌肉。增加兩胯的力量，改善體態的穩定和平衡。另有調理氣血、平衡陰陽的功效。

⊙手印

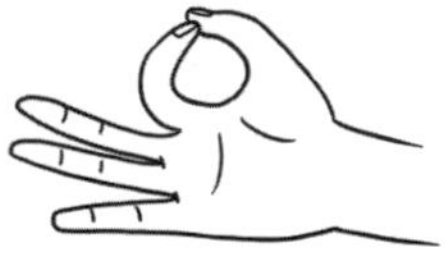

喜樂手印

⊙功法

1. 這部功法有三種不同的體位。

2. 體位一：

雙手合掌於心輪前，站立重心置於右腳，左腳在前橫跨至右邊輕點地板，保持平衡。吸氣時，雙手合掌向上延伸；吐氣時，雙手回到心輪前。接著左右腳交換，重複呼吸動作。

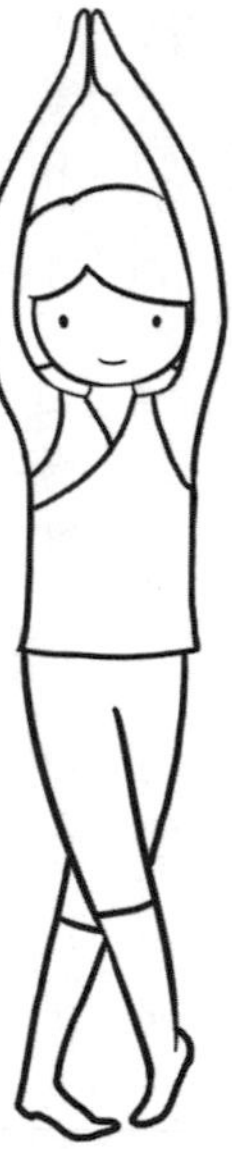

3. 體位二：

雙手結喜樂手印，右手置於心輪前，左手自然垂下，重心擺右腳。吸氣時，左腳抬起，左手往前抓住左腳踝，右手向右上方延伸；吐氣時，左手鬆開左腳，置於心輪前，同時左腳向左上方用力踢出後自然著地，右手自然垂下。接著左右交換，重複呼吸動作。

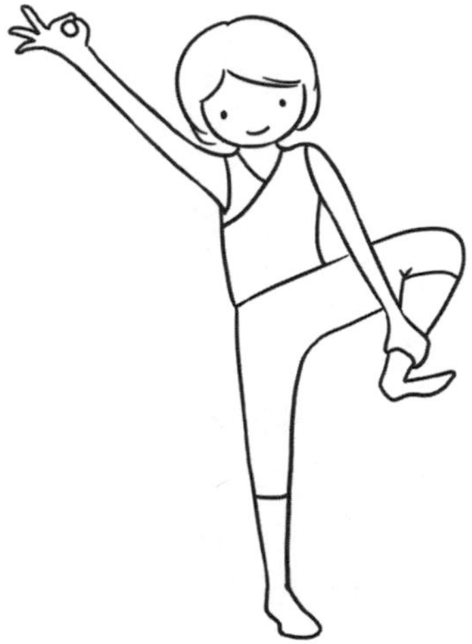

4. 體位三：

雙手結喜樂手印，兩手自然垂下，重心擺右腳。吸氣時，右手置於心輪前，左腳抬起，左手抓左腳踝；吐氣時，身體及右手向前伸展，左手及左腳向後抬伸。再一次吸氣時，手腳收回，吐氣時左腳放下，兩手自然垂下。接著左右交換，重複呼吸動作。

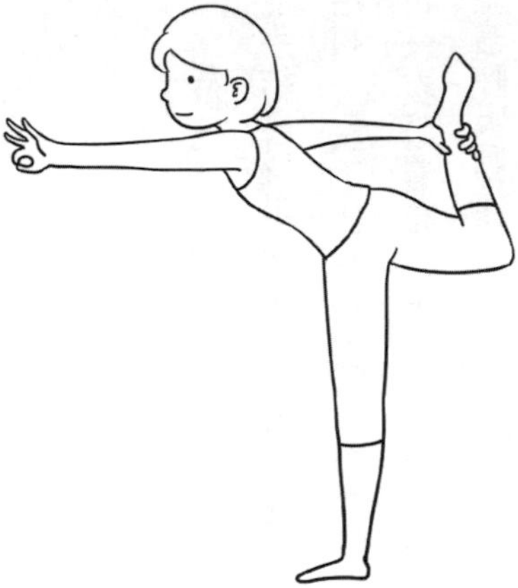

5. 做的時候要觀想自己的身體是一把頂天立地的智慧之劍，這把「劍」非常挺拔，高及九霄雲外，穩重厚實如喜馬拉雅山，且心理狀態猶如磐石，如如不動。這樣的「智慧之劍」可以斬斷一切煩惱，有助於建立喜樂光明的信念。

6. 結束動作：自然站立

⊙注意

這一部功法看起來沒有很大的動作，但其實是一個內在強度很大的體位，心臟衰弱的人請暫時不要做這部功法。

喜樂分享

暈眩和背痛竟不藥而癒

Delin張（美國，達拉斯，會計師）

「智慧之劍」的三個體位，是我最受用的。以前不知道自己的平衡感這麼差，練第一個體位時，站都站不穩，更別說其他單腳站立的體位了。老師很有耐心地指導，但我還是站不穩，因此下次上課時，老師特別教我幾個簡單動作，幫助練習平衡。我在家裡花了些時間自己練習，現在除了第三個體位不太穩之外，已經漸漸能保持平衡了。令人欣喜的是，原本一直檢查不出原因，卻困擾我多年的暈眩和背痛，在練習喜樂瑜伽之後不知不覺地不藥而癒了。

走上靈修，練習喜樂瑜伽

Amy魏（美國，洛杉磯，私人企業員工）

學習喜樂瑜伽將近四年半，外加自己在靈修路上的追尋，感謝這所有的因緣。目前知道自己要學習的功課是「隨緣」，隨順著所有的發生而生活，不揀擇，不逃避。

今早幾位同學來我家一起練瑜伽，我們都體會到前所未有的舒適。特別是在「閉氣」時，可以更持久而不覺得是在憋氣，我們也都感受到呼吸變得比以前更深長了。

喜樂瑜伽第六部　金字星座

⊙智慧雨露

對於宇宙的萬有，我是開始和終了，也是中間。對於科學，我是「自我」的靈性科學。對於辯證者，我是最終的眞理……我是遍布宇宙的無所不在。

——《薄伽梵歌》第十章第三十二節

一個知曉宇宙萬有及瑜伽之眞相者，已經到達如如不動之聖境。

——《薄伽梵歌》第六章第七節

您既無開始，亦無中間和終了。您具有無邊的威力，無數的手臂，以日月爲雙眼。您的容顏如火，您的光輝普照日月大地。

——《薄伽梵歌》第十一章第十九節

您是風神、火神、水神、月神，您是萬有之生成者及人類的祖先。我向您致上最誠摯的禮敬。

——《薄伽梵歌》第十一章第三十九節

⊙功效

靜中有動，使能量在深層次中流動和收斂。能調理及改善內分泌失調、失眠、健忘等症狀。

⊙功法

1. 坐在地面上，雙手雙腳交叉，使身體結成有九個三角形的身印。舌抵上顎，頭自然低下，背往後拱。

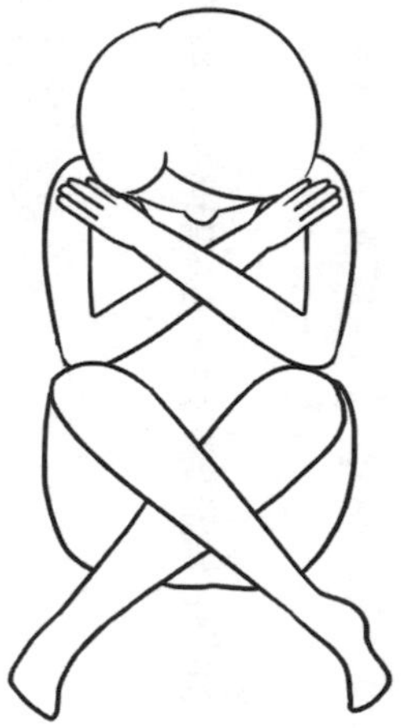

2. 觀想自己是一顆行星，周圍群星燦爛，有金星、木星、水星、火星和土星，從這些行星上得到能量的補充。

3. 吸氣時，潛意識將能量從頂輪一直吸到海底輪。呼氣時，潛意識將能量從海底輪一路向上衝擊頂輪。在呼氣將盡時，會陰（海底輪）處順勢抽動三下，使能量在中脈湧動、聚集。重複做七個呼吸。

4. 然後上身向前下傾，換爲下頁圖之體位。

5. 結束動作：自然盤坐。

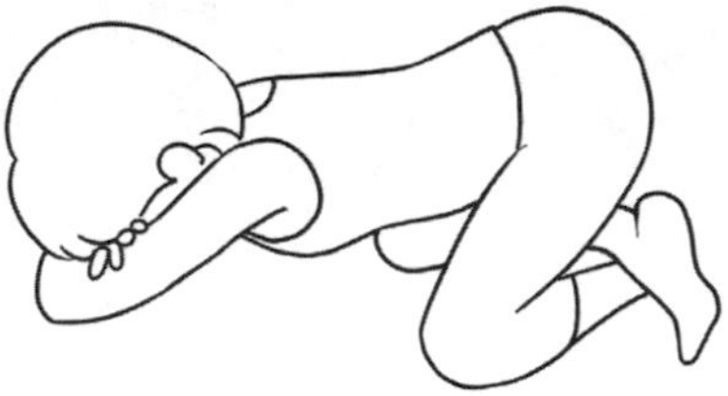

喜樂分享

遇見喜樂瑜伽後，我喜歡現在的我

Fenny 王（美國，華盛頓特區，退休人士）

我對第六部功法「金字星座」有特別的感受。剛開始聽老師說：「海底輪要抽動三次。」我感到奇怪，當時也不知道要怎麼抽動，便自以爲是像提肛的動作，但老師說必須觀想在海底輪上。每次練到這裡我總是一知半解，只能把體位盡量做得標準一些，心裡專注地揣摩抽動。

練了幾個月後，有一晚突然在睡夢中醒來，我感覺海底輪處在抽動，停一下又繼續，當時我眞不知道是怎麼回事。第二天早上打電話問老師，老師說是海底輪自己開始工作了，叫我別擔心，繼續練習。

練了兩年後，我知道什麼叫作海底輪開始工作了。喜樂瑜伽帶給我很大的生命轉變，我喜歡現在的我，樂觀、喜樂、自在、服務奉獻！

我的五十肩不知不覺就痊癒了

羅耀華（美國，喜瑞都，家庭主婦）

我是一位五十肩患者，做喜樂瑜伽後不知不覺就痊癒了，眞的很開心。喜樂瑜伽不僅能鍛鍊身體，更重要的是能感受到天地間的能量，以及找到自己的位置，身心靈在靜動之中歸於一處，樂在其中。

喜樂瑜伽第七部　荒漠甘泉

⊙智慧雨露

你必將生命的道路指示我。在你面前有滿足的喜樂；在你右手中有永遠的福樂。

——《聖經》·〈詩篇〉第十六篇第十一節

⊙功效

調理身體的每一個器官，可以平衡陰陽、預防血管硬化等。增加對脊柱部分的血流供應，滋養脊柱神經；增強腰背肌肉和韌帶，消除腰髖部的疼痛。對前列腺和腎功能有幫助，亦有益於緩解消化和呼吸系統的毛病，可使腹肌強壯、頭腦清新。就精神層面來說，能讓人謙虛、寬容，並清理我執帶來的負面能量。

⊙梵音：嗡啊吽

*嗡（振動頂輪、眉間輪）

*啊（振動喉輪）

*吽（振動心輪、臍輪）

*嗡啊吽亦代表「天地人」，也代表身口意。

⊙功法

透過梵音和體位，激發出追求真理，以及接受真理訊息的能量。

1. 合掌自然站立，吸氣並向上伸展雙臂，在頭頂上合掌。呼氣時唸誦「嗡啊吽」，雙掌經過頂輪、眉間輪、喉輪、心輪，面朝下五體投地。

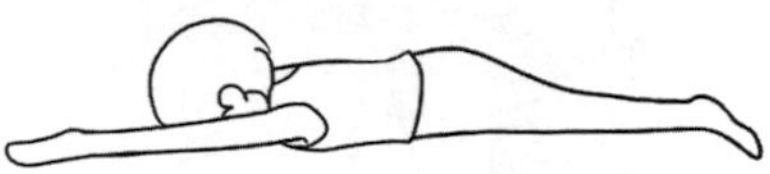

2. 吸氣時，頭、背部用力向上抬起，手腳四肢離地，雙手像燕子展翅般向後、向空中延伸；吐氣時，四肢回到原處，全身放鬆貼地。重複做三次。

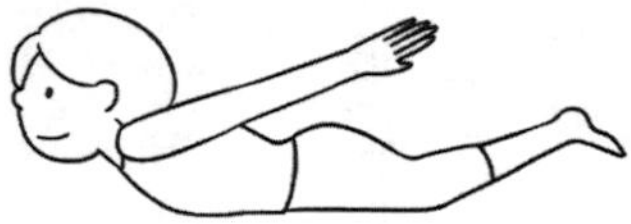

3. 吸氣，雙手從左右兩側畫半圓至胸前撐起上身，頭往上伸仰；吐氣，上身向上向後拱起，慢慢坐在後腳跟上，雙手置於雙腿上。吸氣起立，雙手合掌向上伸展；吐氣雙手向下畫圓，回到胸前合掌。

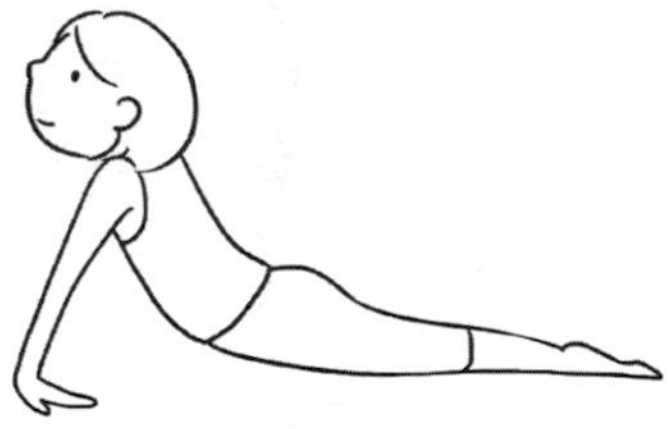

4. 觀想心靈的綠洲需要甘露滋潤，荒漠中的甘泉會帶給我們信心和活力。當我們虔誠專一地去膜拜眞理的甘泉時，自身的偏見和傲慢就會消失，心境平和、深度放鬆，內心充滿活潑和眞切的愛……

5. 結束動作：自然站立。

⊙注意

「五體投地」的動作，患有嚴重骨質疏鬆症，以及手、肘、肩關節有拉傷、外傷等病痛者，須小心謹慎。另外，剛動完手術的人，也須徵求醫生建議。

喜樂分享

光明的能量讓我變得自在開朗

Jessica 黃（美國，歐海鎮，家庭主婦）

我在考慮要學哪種瑜伽時，一看到喜樂瑜伽的「喜樂」兩字，便決定先學這個瑜伽。我的個性不是很開朗，因此希望能讓自己稍微改變一點，而非總是先往事情的壞處想。上課時，看到大家都是和藹可親、笑咪咪的，老師也先和我打招呼，讓我坐下，並介紹旁邊幾位同學給我，讓我一下子就消去了羞澀和膽怯。

我的身體還算柔軟，喜樂瑜伽的動作對我來說並不會太難，上了幾次課也就熟練了，課餘時間我也開始會主動和其他同學打招呼。有一天，老師宣布月底的課將改成星期天上，到户外山邊的公園去練習，每個人帶一份點心或水果，課後大家可以一起同樂！平時大家晚上練完瑜伽，通常第二天都要上班，所以很快就會解散，也很少有機會可以彼此交流。聽到這個消息時，我很高興，還徵求老師的同意，多帶兩個朋友一起參加。那天大家即興表演節目，就連我這麼害羞的人也被大家哄著一起唱歌。我很少有機會玩得這麼高興，眞的很開心。

我慢慢發覺有些人和我一樣，都是練習了喜樂瑜伽之後，才逐漸把心打開，變得比較自在、不拘謹。而和同學之間的交流愈多，也就能聽見愈多他們分享的經驗。在這個團體裡，大家彼此關懷，沒有太多批判、計較，彼此還會互相提醒不要回到過去的心態。

我確實比以前開朗許多。老師總是在上課時提醒大家，要用光明的能量把負面、不喜歡、不愉快的情緒都化解掉。我已經在進步了，相信之後會變得更好。感謝喜樂瑜伽！

佛弟子感受到喜樂瑜伽的智慧

Jennifer 李（美國，紐約，財務會計）

我原本是虔誠的佛教徒，常年打坐唸佛，但是身體並不好。有一陣子體力比較差時，偶爾還會有頭暈的現象。因爲朋友勸說不能只練靜功，還要練動功，要不然身體會虛弱。於是我抱著試試看的心態，開始接觸喜樂瑜伽。這套瑜伽並沒有太激烈或大幅度的動作，還算適合我。

幾次練習後，我眞的喜歡上了喜樂瑜伽，特別是觀想的部分，比起平日打坐時，我反而更清晰且沒有雜念。跟著老師的觀想帶領，我感覺自己就在光裡，非常溫暖安全。有時我會不由自主地流淚，眞的感受到宇宙母親的慈悲能量。我知道，這個光明可以帶我回家。

喜樂瑜伽第八部　益西措姆

⊙智慧雨露

大海的水潛藏在地面下每個地方，只要鑿得夠深，海水就會湧現。但大海不會把自己和這些水分開：「這些水就是我。」佛智慧就像大海的水一樣，存在於一切眾生的心中；如果眾生能隨順教導觀察、修習，則會收穫智慧、清淨、明瞭。佛智慧平等而無分別地出生一切眾生，但因爲每個眾生的心態不一樣，佛智慧因人而異，顯現不同的形態。

（原文：譬如大海，其水潛流四天下地及八十億諸小洲中，有穿鑿者無不得水，而彼大海不作分別：「我出於水。」佛智海水亦復如是，流入一切眾生心中，若諸眾生觀察境界、修習法門，則得智慧清淨明瞭，而如來智平等無二、無有分別，但隨眾生心行異故，所得智慧各各不同。）

一旦知曉無限的喜悅是超越感官而由智所了悟，一旦達到這個永恆的喜悅之境，便可安住其間。

——《華嚴經》

一旦到達了這個境界，你會認爲沒有比這個成就更大的，你知道如何安住於此崇高的境界，縱然遭受最沉重痛苦的打擊，你卻不會有分毫動搖。

——《薄伽梵歌》第六章第二十一至二十二節

⊙功效

與生命樹之根連接，與祖先連接，與「上善若水」合一。

⊙手印

⊙功法

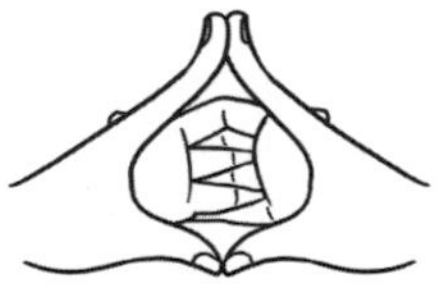

1. 「益西措姆」是一句藏文，智慧之海的意思。本部功法由金字塔手印，以及左、右側臥帆船式體位和仰面帆船式體位組成。

2. 採坐姿，右腿跨坐到左腿上，手結金字塔手印置於頭頂。

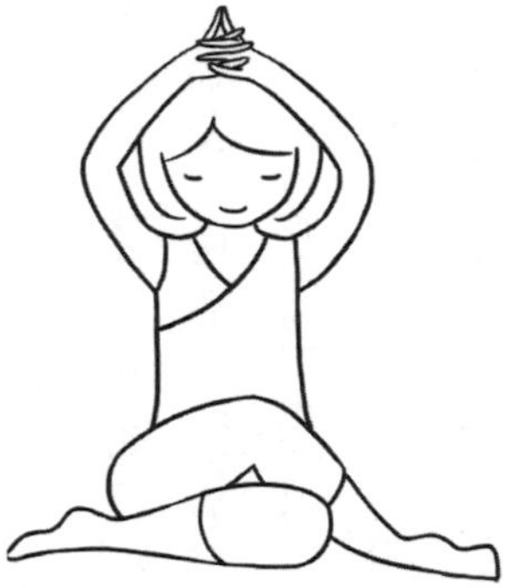

3. 身體慢慢往左邊躺下，左腿伸直，右腿朝腹部曲起，雙手維持金字塔手印伸直，額頭與右膝盡量靠近。

4. 觀想在一望無際的大海，自己猶如大海中一艘小小的帆船，慢慢駛進了智慧的海洋。大海很平靜、深遠，而我們是那麼的渺小，就像一滴晶瑩的露珠融進了海洋。這時，平日縈繞在心頭的煩惱和不愉快，都顯得微不足道，身心深度放鬆，有一種安詳的喜悅，自由自在，身心寧靜舒泰……然後，翻身換做右側。

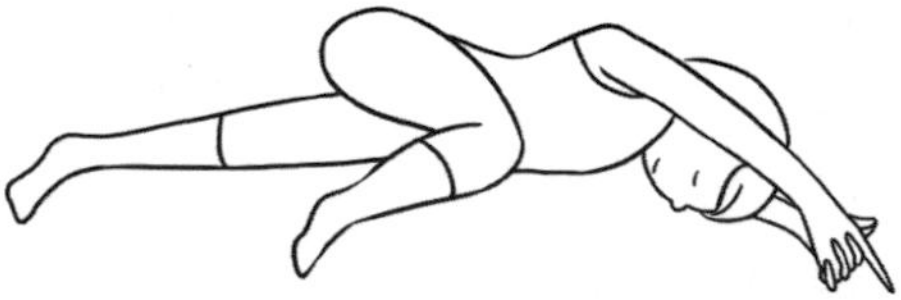

5. 最後身體仰躺，雙腳伸直交疊，左腳踝交疊於右腳踝，雙手仍伸直，維持金字塔手印。

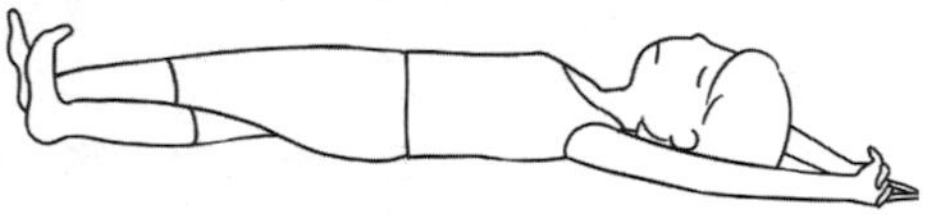

6. 結束動作：從仰躺姿勢，接著做仰臥起坐三次，手仍結金字塔手印。之後坐正，雙腿交叉，手結金字塔手印放置頭頂，在心中感恩生命中的一切際遇。

喜樂分享

舒緩身心，重獲能量

葉郁蒓（美國，拉派瑪，物流專員）

三年多前偶然的機緣下，我開始接觸喜樂瑜伽。在我們每週一次的瑜伽練習中，老師總是鼓勵、嘉獎，要我們激發潛能，做自我突破。團體練習有別於個人的練習，能強烈感覺到一股無形的「氣」在互相推動和提升。在老師的帶領下，腦子完全放空，彷佛被帶到另外一個境界。每次練習結束時，都可以感受到心靈被洗滌，平常緊繃的神經也放鬆了，身心又重新被注入新的能量，整個人神清氣爽，可以準備迎接下一週緊張忙碌的生活了。

健身健心兩不誤

楊光（美國，洛杉磯，退休人士）

每個週六是我們練習喜樂瑜伽的日子，也是我非常期待和開心的一天。既鍛鍊了身體，也淨化了心靈。

回首春秋已兩度，
風雨無阻習瑜伽；
健身健心兩不誤，
和樂康泰似神仙。

喜樂瑜伽第九部　回歸自然

⊙智慧雨露

只個心心心是佛，十方世界最靈物，縱橫妙用可憐生，一切不如心眞實。

——彌勒偈語

凡所有相，皆是虛妄。若見諸相非相，即見如來

——《金剛經》

如同日月平等普照大地和幽谷，如來智慧平等普照一切萬有，沒有任何分別，只是因爲眾生的基礎、欲念不一樣，如來智慧光明才顯現種種不同的境界。

（原文：譬如日月隨時出現，大山、幽谷普照無私。如來智慧亦復如是，普照一切無有分別，隨諸眾生根欲不同，智慧光明種種有異。）

——八十《華嚴經》如來出現品

佛心就是智慧。佛智慧不需要依靠任何外在而存在，就如虛空不需要依靠任何其他東西而存在。

眾生的種種喜樂，以及諸佛菩薩教導眾生使用的種種方便法門，都來自佛智慧，而佛智慧不需要依靠任何外在而存在。

（原文：欲知諸佛心，當觀佛智慧，佛智無依處，如空無所依。眾生種種樂，及諸方便智，皆依佛智慧，佛智無依止。）

——八十《華嚴經》如來出現品

⊙功效

這部功法屬於拙火瑜伽，可以破除生命中四個層面的微細障礙，開發潛能，直至覺醒。每個人的根基、因緣、身體，以及心理素質不同，這部功法會呈現很多的可能性。

⊙功法

透過手印、身印與梵音啓動拙火

1. 老師透過梵音和手印、身印產生的「靈力」，與學生的「靈悟」溝通、加持和組合。接受梵音加持不同於音樂欣賞，也不同於一般的咒語。因此，要在一定的因緣和悟性基礎上，實踐這種「組合相應」。

2. 觀想在宇宙的最深處，有一束神聖的光慢慢地降落下來。光隨著老師的手印、身印，特別是梵音音流，漸漸地通過頂輪、眉間輪、喉輪、心輪、臍輪、密輪、海底輪，而深入到達全身的每一根腺體、每一個細胞。這束光溫柔慈愛，它慢慢地充盈到身心的每一處角落，這時要身心放鬆，靜靜地去接受。

透過源淼老師的梵音CD啓動拙火

1.選擇一個不會被干擾的環境，最好有活動的空間，周圍沒有桌角等容易磕碰到身體的東西，要平坦的地面，沒有障礙物。

2.自然站立，深呼吸幾分鐘之後，進入自然呼吸。

3.聆聽CD中的〈鳳舞〉〈龍吟〉及〈飛天與彩虹的對話〉三首曲子，不須觀想，只是放空自己。也可以默唸「空——」「空——」來幫助入靜。（梵音啓動「光源」，在《姥姥的靈悟天書》中附帶的CD內。）

4.如果感覺到能量在帶領，請在覺察中臣服，順其自然。

5.大約半小時之後，雙手合十，感恩宇宙母親沙克提能量的帶領，然後靜坐或平躺下來，放鬆自己。

⊙關於拙火與拙火練習

「拙火」藏文發音是「Tummo」，梵文發音是「旃陀離」。

在無上密瑜伽經典中，「拙火」有四種，分別是「外火」「內火」「秘密火」和「空性火」。外火降魔，內火醫治調理地、水、火、風等四大，秘密火摧毀八萬四千煩惱，空性火則明心見性。拙火覺醒可使人生無上喜樂，從而進入明晰覺知的三摩地。

拙火的傳承有一種是儀軌式，如那洛六法（**編注：即「那洛巴大師六種成就法」的簡稱**）中所描述的，適用於出家人，特別是喇嘛。另一種則是空行母傳承，不落任何宗教形式，而從空性中顯現形式，比較隨意簡單，適用於有靈性、有願力的人，沒有任何宗教約束。第一種宗教儀式傳承，要求人觀想氣、脈、明點，以坐姿爲主，並著重「靈熱」——大概是因爲雪域高原天氣寒冷，可以藉由「熱」檢驗修行結果，但拙火的能量遠遠不止於「化冰取暖」。第二種金剛瑜伽空行母傳承，則更像「希瓦之舞」——與宇宙萬象相應組合。我傳授的是第二種，也叫昆達里尼沙克提，昆達里尼是「覺醒之龍」，沙克提是「再生鳳凰」。拙火的「拙」是猛烈的意思，「火」是光音天人發光的本能，「拙火覺醒」則是龍飛鳳舞得大自在的實用法門。

從生命的四個層面說起

第一是身體。身體是由地、水、火、風組成的粗糙體，其中，地象徵骨骼，水象徵身體內的液體，火是體溫，風則是呼吸。當這四大不調和時，人就會生病；四大分解時，人會死亡。

第二是情緒體。情緒對一個人來說相當重要，七情六欲可能會造成人的衰老、疾病、事故等。一個很好的人若不能控制情緒，往往會做出蠢事，像傷人或傷己。對於修行和健康來說，情緒的控制是很重要的，隨隨便便就著急、生氣，隨隨便便就喜怒哀樂形於色，是比較幼稚膚淺的表現。因此，情緒的穩定十分重要。

第三是心智體。心智體包括意識、理智、觀念等，比情緒體更精細，其中有太多非自然的「垃圾」，例如執著於五蘊而產生的貪、嗔、癡、慢、疑。這是個製造紛擾麻煩的區域。

第四是天體。它精細到擁有七萬兩千條脈、七輪，以及氣、脈、明點等。天體是一個能量場，人類十分之九的潛力與它有關。當它被激發時，會產生強烈的「靈能」，就像插上了電，感覺如水波蕩漾、如氣流動、如火燃燒，不僅可以調適身心，還有把人領「回家」的超能力——所謂的「家」就是我們先天具備的光明本性。這個「激發」「通電」的過程就叫「拙火開啓」。

覺醒——讓光明心當家做主

智慧之拙火的最終結果，是燃燒掉身心的無明，讓自性衝破被奴役的狀態，使之回復到大鬆弛、大柔軟和大自在。因此，拙火經驗只是助力，最終目的是將火昇華爲覺醒之光，讓光明心當家做主。

這個過程使人從理論和所有宗教形式中掙脫出來，回歸自然、直接的源頭，讓心從計較外在事物，轉而進入內在，與萬有直接感應，使有限的自我擴展爲無限的本尊。是禪，是密，是老子的「上善若水」，是神龍在天、鳳凰飛升——弱變強、痛苦變喜悅、無明變智慧，也是「上帝與我同在」……因此，拙火經驗是超越宗教的。

那麼，該如何開啓拙火？

四個方法：除了用眼睛傳導、用手觸摸、用心想之外，最常用的方法是用梵音啓動「光源」。關於梵音的原理已經在《姥姥的靈悟天書》中闡述過，這也是無上瑜伽的一種方法：透過某個人，傳遞拙火、激發拙火。因此，這位開啓者的心力很重要，而被開啓者的心力也有很大的影響。兩個人之間是開放的，必須彼此信任，而不是懷疑、評判，甚至連欣賞也不是。在西藏密宗裡，開啓拙火叫作密法加持，被加持者的「靈悟」很重要。宇宙中的上師像太陽般無選擇、無分別心地把陽光遍灑人間，然而由於地面上的障礙物，使得有些地方出現陰影。那不是太陽的問題，而是障礙物的問題。因此，「加持」是雙方的合作——「加」給之後，要靠自己的信念和精進「持」之以恆。

有人認爲自動開啓的拙火有危險，因爲很多人不懂這種狀況，所以有極少數人會被誤解，甚至導致精神失常，或有生命危險。那怎麼辦？首先，你要樹立安全感。我爲你引見一位大護法神，他的名字叫「清淨心」。如果你接受了他，你便會是安全的、幸運的。請記住，一切現象都不過是心的遊戲，如果一路以清淨心「觀」進去，你是找不到任何令人恐懼之物的。

拙火現象

「拙火」的特質是向內尋根、向外擴張，而且有極敏銳的追蹤能力。它很誠實地面對人的身體之道，不造作、不虛僞，往往會從最粗糙層面展開實際的清理工作，猶如一部由宇宙的高明設計師所設計的電腦洗衣機，清楚地知道應該先做什麼，然後再做什麼，哪件衣服需要強力揉搓，哪件需要採用弱洗功能等等，一切程式都源於自然的大秩序。

拙火覺醒的過程，往往先有些相火（表相）現象：

身體反應

最初會感覺有一種能量充滿了身心，出現發暖、發脹、發涼、發麻等超生理現象。這時，那種能量開始運行，力量很大，然後你會受其牽引而晃動身體、旋轉、後退、舉手、抬腿、奔跑、跳躍，甚至會不由自主地躺在地上滾動——現代人因爲生活在高科技的污染環境中，一些不易覺察的病毒必須透過五行中的「土」來化解。

例如一個患有頸椎疾病的人，在拙火啓動之後，會被牽引著轉動脖子。平時要他主動轉脖子會有困難，但在拙火的幫助下，他並不覺得有多痛，就這樣轉呀轉，某一天當脖子不再轉動時，他發覺多年的頸椎疾病完全好了。接著，拙火帶領他做新的動作：右手不停拍打心臟部位，而且拍的力量很大。平時他是捨不得這樣拍打自己的，現在打起來卻很輕鬆、很舒服。就這樣練了一段時間後，他去看醫生，醫生檢查過後告訴他：「你的心血管已經通了，不必再吃藥了！」

另有一些人在拙火剛啓動時，會明顯地覺得不舒服，在身體律動的過程中出現嘔吐、頭昏或其他症狀。他心想：「我應該覺得舒服才對，怎麼反而生病了？」其實，這是正常現象，因爲有些病被排出來了，另外一些隱藏的痼疾也將被激發出來接受清理，而嘔吐和頭昏等不舒服的感覺正是排毒的過程。那是一種化了妝的祝福——正因爲這個身體患病的關係，才讓我們有機會面對「自然」中那個無病的自己。此外，在拙火這個「全能量」的觀照下，似乎連我們的感官也發生了變化，分別表現在睡眠、飲食、嗅覺等不同方面。比方說，平常不能吃生冷食物的，忽然想吃霜淇淋，而一直偏愛肉食的，忽然對素食產生興趣，或者從對某類水果的偏愛，轉向其他食物等等。

這個身體反應的過程是「相火」階段。

情緒體反應

拙火啓動之後，會出現不同的情緒，這是在排解、釋放，從而取得平衡。

拙火可以化解這些最深層的負面情緒，例如那些積壓太久，甚至來自前世的情緒。因爲負面情緒是最沉重的能量，會導致身體產生各種疾病，這時，就要讓「眞我」抽離出來，以「慧眼」而不是冷眼去旁觀那個身處好戲中、含笑帶淚的「我」，但不要落入意識心之中。

心智體反應

心智體漸漸從主導角度變成旁觀角度，他看到自己的身體被一種更高深、更強大的能量調理治療，對於習慣了一板一眼、緊張機械的思維模式發揮了挑戰和耗散的作用。那個先天的存在是什麼？它的背景究竟有多廣闊？除了調理治療自己的身體之外，有沒有其他潛力？

說不定你會看見超自然的光、摩尼寶藍珍珠，或是其他空間的景象；也許你的頂輪、眉間輪、喉輪、心輪會有特別的感覺。你可能會不由自主地發出某種聲音——不要緊張，順其自然，無論你體驗到什麼，都屬正常現象。我們本來就生活在多維空間，只不過以前靈性的眼睛在睡覺，現在醒了，看見了實相，如此而已。此外，夢境也發生了變化，在夢中，你會體驗到一些新奇的經歷。

更有趣的是，從沒學過瑜伽或太極的人也因爲受拙火的牽動，而做起了瑜伽或太極，或者跳起一百零八種希瓦之舞——所有的動作都是爲了讓心智掙脫三維空間二元世界的有限，而熟悉無意識，以便培養最高秩序的知覺。

從來不懂治療的人，這時忽然有了能量，想去幫助人，或是忽然有了預知能力——你覺得神通在向你招手了。這時要特別警覺，以免產生沾沾自喜的傲慢心理，要誠實地對待自己。

心智體的另一種反應說起來很有趣，有的人平時充滿自信和主見，很難虔誠地相信什麼，一旦拙火被啓動了，竟然不由自主地跪下祈禱，而且祈禱、懺悔個不停。這是拙火之光在對治心靈上的偏見而出現的超心理現象，也可能是拙火的追蹤能力引發了「倒帶」現象——你瞥見了潛意識。在這個過程中，要敢於放開所有的執著，直到一無所有，然後以平常心去經驗，無期盼、無預設、無分析、無模仿，成爲一個不動的中心；讓實相中的「我」了了分明地看著幻相中的「我」如何藉假修眞。不瞄準的時候，卻擊中自己的潛能，由識轉智，量子跳躍。

在無目的中達到大目的；在無規律中合乎大規律。

這是一個空的境界，到了這個境界，才有可能引發眞正的拙火，才能發生最大、最終的奇蹟，也就是一個沒有開始、沒有結束的境界——你回到了宇宙的源頭！

⊙拙火練習的禁忌

回「家」的感覺眞好！

有人會問：「到底要多久才能體驗這美妙的境界？」

在東方，由於上千年來人們並未清楚地認識氣脈的特徵，以至於出現時間上的不同說法。事實上，很多人實踐的結果證明，時間的長短完全取決於個人，在正念、正信、正精進的背景下，只要捨得，或是敢於「耗散」掉長久以來的壞習性，當下消業，你就可以身心圓滿地啓程。

拙火對於燃燒業力網有不可思議的強大作用，在特殊的因緣之下，甚至可以逢凶化吉。但這並不意味著你獲得了某種豁免權，重要的是，它會培養我們「快樂」的能力，在災難和苦痛面前，我們仍然能夠保持從容優雅、自在安詳，這是拙火覺醒給人們的祝福。

拙火練習最忌諱冥思苦想和刻意追求模仿，任何功利和急於求成的心態都是嚴格禁止的。如果「走火入魔」，以神通謀私利而招來報應，完全是自己違犯原則、放縱了顚倒夢想的結果。要知道，萬法本空，唯技倆害人，因此希望大家：

有願無執著；精進不刻意；

珍惜不陷溺；歡喜無功利；

儘管風光無限，但不滯留，無忘返。

⊙練習喜樂瑜伽注意事項

1. 喜樂瑜伽的九部功法不是宗教，習練者不受任何宗教限制。
2. 請抱著樸素眞誠的態度習練，如此才能從深層次體會到瑜伽的純、淨、喜。
3. 不要操之過急。姿態上不要求盡善盡美，僅達到一半的標準或更少也無妨。
4. 女性在生理期、懷孕期間最好禁練。如條件允許，可在老師的指導下，做特別選擇的課程。
5. 剛剛動過手術，以及有其他嚴重外傷的人，不可以習練。
6. 患有嚴重病症的人，如癌症末期、高血壓發作期、嚴重的心臟病，以及嚴重的心智疾病等，只適宜做部分功法。
7. 情緒異常激動時，如發怒、著急、悲傷等，不要單獨做強度大的體位。
8. 習練初期會有一些反應，如肌肉痠痛、睡眠狀況或飲食有變化等，均屬正常現象。

喜樂分享

拙火帶我走在回家的路上

孫慧民（美國，波多馬克，房地產業人員）

大約八年前，我有幸見到源淼老師。那天源淼老師說要帶著大家放鬆、自在地玩，後來才知道，原來老師是在幫大家啓動「拙火」。我那時只是陪著家人參加，而且剛開始頗不以爲然，只是好奇地看看、聽聽而已。但在老師的梵音高能量振動下，就連我這個「旁觀者」也被啓動了。之後，我天天從不間斷地修練拙火，從中領悟到：拙火覺醒是「靈能」的甦醒與啓動。因爲我們的無明，使得自性能量不開顯，但是老師說拙火覺醒後，就可以把我們帶回「家」。這個「家」不是我們意識心所能想像的「家」，而是回到我們人人本具自性的家。

一次次修練拙火的經驗，讓我知道我的「家」在哪裡。那裡的深沉與寧靜如同沒有身體與呼吸，只有純淨的喜悅，那是言語無法形容的。

在無邊無際的靈知裡觀看身體的時候，才領悟到身體是多麼的渺小，如同一粒沙子，但這粒小小的沙子，卻容得下那無邊無際的宇宙。拙火覺醒有著不可思義的神奇力量，它的攝受力是如此微妙！

站樁與拙火經驗

丙丁居士（新加坡，退休教授）

同修皆知，梵音可以淨化身心和空間，具有心靈療癒作用。我在練習養生站樁功時，聆聽源淼老師的梵音吟唱，就如同得到老師的加持。得到宇宙上師的吉祥灌頂，總覺得自己不斷地獲得正能量的補充，箇中喜悅妙不可言，只有親身體驗，方能心領神會。

我覺得老師的梵音吟唱，具有「催功」的神奇妙用。以前我練站樁功時，總覺得定力不夠，難以入靜、難以持久。如今練功時，聽著老師的梵音吟唱，我可以暫時把心靈寄放給老師，心無罣礙，很快就「上功」入定了。到目前爲止，我練功時聽梵音吟唱，不但沒有出現不良反應，更令我欣喜的是——困擾我十三年的膝蓋痛，也不藥而癒。這讓我更加理解，老師在啓動拙火時要求「自然站立，先深呼吸幾分鐘」的涵義。

源淼老師的梵音吟唱有三張光碟，初學者應該先聽附在《姥姥的靈悟天書》裡的那張光碟，其中〈鳳舞〉〈龍吟〉〈飛天與彩虹的對話〉這三首曲子，對站樁功的同修幫助最大。

對於敏感體質的站樁者來說，聽源淼老師的梵音，可能會像練「五禽戲功」般出現身體晃動、聞聲起舞，或發出龍吟虎嘯聲響的現象。因此初學者要特別注意老師書中的提示：「選擇一個不會被干擾的環境，最好有活動的空間，周圍沒有桌腳等容易磕碰到身體的東西。」

我還發現一個有趣的現象：新加坡的同修們在「相火」初期，都有頭暈、嘔吐之類的身體反應。後來請教源淼老師時，她說現代人生活在高科技的汙染環境中，很少到大自然去，因此頭暈現象大多是調節腦神經的過程，而嘔吐是排毒，慢慢地就會變好了。

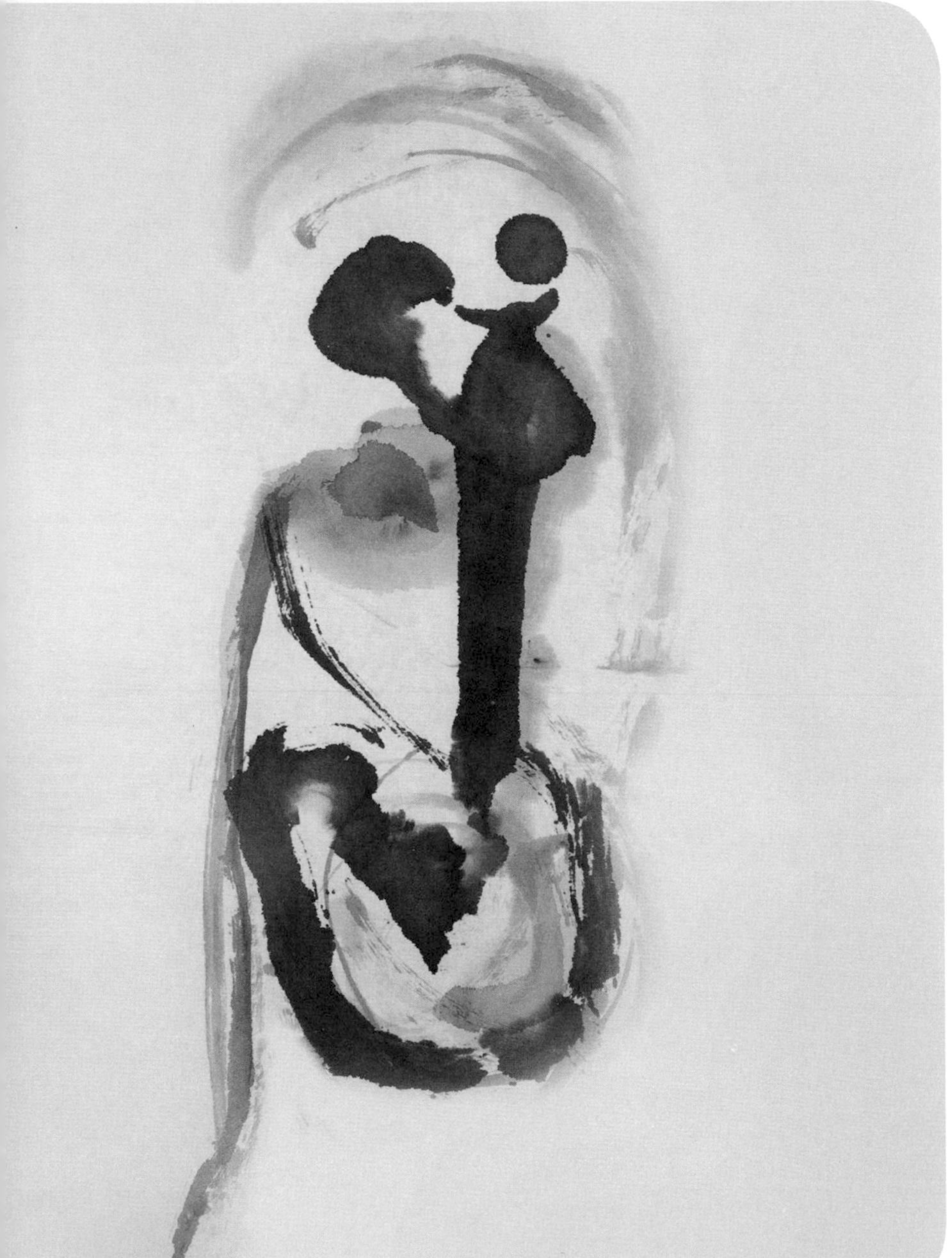

part 2

鳳凰傳承 · 喜樂智慧分享

喜樂瑜伽的身體的部分叫「有相瑜伽」，透過對人體地、水、火、風四大元素的調理，改變人體的「風水」，進而達到強身健體、抗病防衰的效果。

喜樂瑜伽的「無相部分」則透過冥想與意識淨化，使心量擴大，釋放並提升內在的無限潛能，進而獲得智慧，即參悟人生、戰勝煩惱的能力。

喜樂瑜伽旨在引導修習者於每天的生活中充滿喜樂智慧，這樣的人內心深處恬靜無憂，不會受到外在環境的干擾，本身自成喜樂境地，既無內心衝突，又無外在刺激，身心內外均處在「和平區域」。眞正修練到了這個層次，一言一行，就都是喜樂瑜伽的境界了。

在「喜樂智慧分享」這部分，我們匯集了一些來自東、西方不同社會領域的人修習喜樂瑜伽的經驗體會，並大致將這部分分爲「有相引導」和「無相參悟」兩大類。「有相引導」著重在分享具體修習喜樂瑜伽九部功法的經驗；「無相參悟」則反應了修習喜樂瑜伽，或是經歷了源淼老師其他種種的實地教學後，如何體會，並將「喜樂智慧」應用在每天的生活中。

「有相引導」和「無相參悟」二者合一，才是完整的「喜樂瑜伽」，帶領你體驗眞實不虛的宇宙中最祥瑞的鳳凰能量——「自歌自舞，見則天下太平。」從而活出生命自由自在、海闊天高、喜樂無憂的大格局。

第一章

喜樂智慧之「有相引導」分享

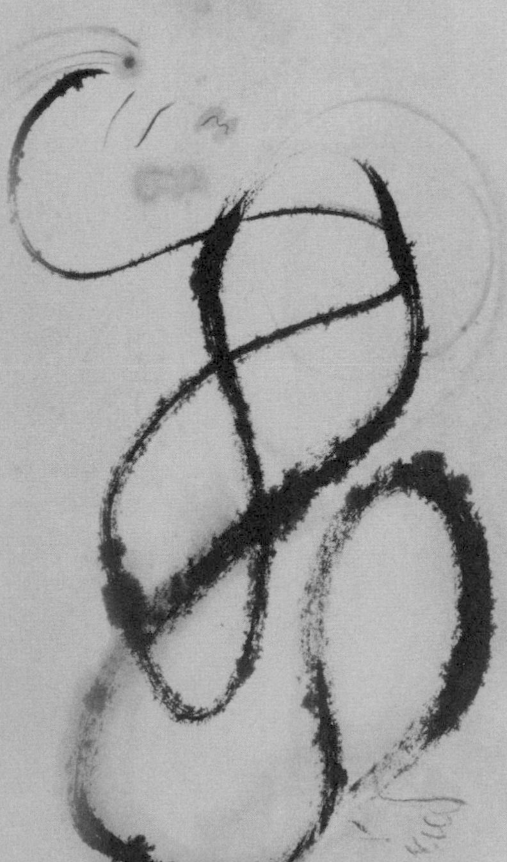

體悟到如是我證的覺醒境界

孫羽鈞

二〇〇三年，我被一個不可思議的緣起觸動，開始唸佛。二〇〇四年，有幸讀到源淼老師的書，一種莫名其妙的被攝受，讓我從美國東岸飛到西岸的南加州拜見了源淼老師。離奇的是，在見老師的前一晚，我夢見了觀世音菩薩來到面前。當我見到老師，猛然驚覺，她的面孔就是我夢中的觀世音。

在和老師相聚的短短三星期，老師傳授了喜樂智慧的「喜樂瑜伽」八部功法，並善巧運用時機（在我毫無意識時），啓動了「拙火覺醒」，引導我「回歸自然」。老師說：「拙火覺醒是一種極殊勝的密法，帶領你回家。」當時我以爲修成之後，有個「家」能讓我飛回去。現在回想起來眞是很可笑！

在被啓動「拙火」的當下，我被拙火能量帶領，身體反應非常強烈。經過一段時間的練習，心中似乎有座大山被剷平。每次練完之後，渾身舒暢、痛快極了，經驗了過去從來沒有過的放鬆和清涼感。那超脫了自己所有的觀念、意識和想像，覺受到身心靈各層面的種種變化，實在是非常人所能體會的。

老師說：「只要心清靜，一切狀況和反應都是正常現象。」所以我沒有恐懼，每天都至少利用二到三小時來修練，隨著能量的牽引，身體也有不同的動作變化。令我驚歎的是，在我保持無意識的狀態下修練拙火，曾經有一次突然覺悟到，一切事物當體即空，自身與法界圓融無礙，融合成一體了。妄念不起，如如不動，一花一世界，一葉一如來，眞實不虛。又有時，我見到一切的事事物物在我眼前動來動去，我本身卻成了一個局外人，只起了觀照的作用。另一次練習「拙火」的同時，又體悟到《阿彌陀經》經文所示「都是當下彰顯自性」。當時我便將心得和一位法師講，法師說：「很好！有人唸了一輩子的《阿彌陀經》，也不見得能悟入此理。」確實拙火修練令我不斷地覺醒。老師說：「拙火覺醒是讓你們從『如是我聞』達到『如是我證』。」我確實體悟到了它的眞實不虛！我體驗到：原來覺醒當下，自己靈識不昧的光明心能當家做主時，就原地不動地回家了。在「家」裡的感覺眞好！

每週練喜樂瑜伽，找回平衡感、開發內在潛能

王珍（美國，長堤，會計文書專員）

對我來說，平常上班的日子，早上要起床有多難啊！星期六原可以賴床一天，一早卻自自然然就醒過來了，輕手輕腳地鑽出暖和的被褥，先生在旁邊嘟囔：「外面好冷，夜裡下過雨，草地都濕的，別去了吧！」我不置可否地梳洗之後，帶著瑜伽墊，毫不猶豫地在冷風中開車到公園去。果不其然，其他一些忠實的會友也陸續出現。今年的洛城特別冷，這小公園在雨後顯得清冽，公園裡除了我們，就只有鳥兒們吱吱喳喳地歡迎我們的到來。在老師的帶領下，我們心無旁騖地開始汲取天地精華、探索肢體極限、激發心靈潛能的喜樂瑜伽。

在接觸喜樂瑜伽的前一年，很少頭疼的我，忽然時有時無地後腦有異樣的脹痛，當時心想恐怕是下車時不小心碰到了頭，就沒在意。幾天之後不但沒好，上班時還差點昏倒，只好去醫院報到，並馬上被送進了急診室。掃描之後，證明腦殼下有一層薄薄的血跡，住了三天醫院，

回家後繼續療養，讓血跡慢慢自然消除。好在身體沒有大礙，倒是注意到從此以後平衡感欠佳。剛開始學做喜樂瑜伽時，單腳站立總是搖搖晃晃，跳個半天才能穩住。三年之後，喜樂瑜伽第五部「智慧之劍」成爲我的最愛，一腳扎地，另一腳後伸，一手握住後探的腳踝，另一隻手臂前伸展翅，老師的一句「探索極限」，整個人就像一隻大雁翩然展翅，飛上一望無際的藍天，是那麼自在、無拘無束，那麼歡愉，又那麼平穩！

我的身體一向不大硬朗，常感胸悶氣短。人說游泳可以練氣，可惜我游泳不會換氣，只有先生隨侍在側的時候，才敢憋著一口氣游動幾下，然後趕緊探頭出水，喘幾口大氣後再繼續。多年來都沒進步，後來也就放棄了。去年底，和幾位友人結伴到印尼的峇里島度假，下榻的旅館，院內就有個大游泳池。天氣炎熱，蛙鳴鳥噪，見池水清碧，和先生探水入池享受清涼，一時興起，重施故技，來個一口氣游泳功，深深地吸氣後，雙腳一蹬，穩穩向前。待探出頭來，只聽先生驚奇地大叫：「哇！你怎麼一口氣那麼長，從那頭游到這頭來了？眞棒！」我莫名其妙地被他一叫，自己也有些目瞪口呆。這一定是喜樂瑜伽之賜，老師吸氣、閉氣、呼氣的口令，聲聲在耳，讓我練就了這深呼吸運氣的內在潛能。

眞是要感謝老師三年來充滿愛心和耐心的引導。對我們這些庸庸碌碌的市井小民來說，自性成佛是那麼遙不可及，但是喜樂瑜伽無疑替我們搭了一座橋，讓我們有機會一窺靈修樂土。我們是幸運的有緣人，風雨無阻、冷熱無畏地每個星期六到公園來聚首，一起享受南加州的藍天、白雲、繁花、綠草、啼鳥、鳴蟲、豔陽和輕風，一起來接受大自然、大宇宙的潛移默化。在深深的一呼一吸中，汲取著天地的精華，探索著肢體和心靈的極限，在放空的腦子裡，只有天地的和諧、宇宙的眷顧、人間的幸福。我們這一群再普通不過的平凡人，似乎也成了既具仙風道骨，又賦特質異秉的人上人！

喜樂瑜伽帶給我的改變，不是金錢能換來的

劉世文（美國，拉帕瑪，中醫師）

三年前，我結識了一個人，她告訴我，她跟隨源淼老師練了八年喜樂瑜伽，改變了人生理念，全身輕爽充滿喜樂。我心生好奇，瑜伽不就是拉拉筋骨，還能改變人生？看著她確實朝氣勃勃、滿臉笑容，我還是被她的誠懇感動。從此，就跟著她走進喜樂瑜伽的世界。

在美國生活的人都有一種緊迫感。這種緊迫感來自外界，也來自內心，特別是新移民，恨不得一天當兩天來用，用革命加拚命的精神，塡平物質的差異，認爲有了物質基礎，才能談喜樂。我是一名中醫師，自己在美國開業看診。十幾年來，每週六都要看診，剛好和喜樂瑜伽的練習時間衝突。按往例，我是不會因爲自己的任何原因占用和改變看診的時間，可是三年來，我從不情願，到開心地占用看診時間去享受這貫穿天地之靈氣的喜樂瑜伽。隨著時間的推移，我的體質改變了，肢體變靈活，精力獲得補充，心靈也放鬆了，更懂得相互關愛。這一切都是金錢

不能給予的，而這一切又都是人生更爲重要的東西。

我在練喜樂瑜伽時結識了許多同學，我們之間有了更廣泛的交流，大家有空就在一起交流怎樣才喜樂。其中班長兼老師告訴我，她跟隨源淼老師領悟到簡單的喜樂，也超脫物質生活對人生的困擾。她對喜樂的追求樂此不疲，平日上班，週末去修練佛法，閉關修身養性。我對她的人生理念充滿好奇，是什麼讓她如此輕鬆喜樂？我什麼都有了，卻沒有她喜樂。我把她視爲不食人間煙火的仙人，什麼都不愁，只有快樂，她的無窮喜樂感染著我，我緊跟著她，學習她的喜樂。她用了四年時間學習彈奏古箏，我也跟隨她學古箏，悠悠揚揚的琴聲，填充進我的生活，爲我的生活增加了五顏六色的喜樂音符。對於邁入中老年的人，還有什麼比得到健康和喜樂更珍貴？對物質生活的要求，須有多少才能承載人生？付出全部人生都未必能達到那無止境的物質欲望，值得嗎？在喜樂瑜伽的修練中，我靜靜地問自己，喜樂的確唾手可得，我爲什麼要把自己捆綁在難以塡平的欲望溝壑……現在我走出來了，想要提醒那些仍汲汲營生的朋友們：縱然擁有了全世界，卻失掉身心的寧靜喜悅，值得嗎？不如一起來探索喜樂的智慧吧！

喜樂智慧和療癒癌症

Susan Sattler（美國，索諾馬郡，心理治療師）

二〇〇四年的夏天，在美國加州一個叫「公開秘密」的書店裡，我第一次見到源淼老師。我是一位心理治療師，我的一名客戶剛剛自殺。我當時感到非常絕望，於是去這家書店打坐。這天發生了我和源淼老師許多「巧合」中的第一個：在書店裡，看到一張大海報上寫著精神導師源淼將在那天晚上在這家書店發表演講，我決定留下來聽。對我來說，那是一個神奇的夜晚，我第一次接觸到她的手印和咒語。

在那之後，我收到一封電子郵件，是有關藍珍珠工作坊即將成立的訊息。我很高興這個團體是以學習和練習源淼老師的教導爲主，因爲自從第一次見到源淼老師後，我就期待能有更多的機會與她接觸。於是我開始參與工作坊，學習一些她的基本教導，同時，我覺得自己對觀世音菩薩特別有信心。那時我並不知道自己的生命即將面臨巨大的挑戰。在二〇〇七年，我被診斷出罹患非何杰金氏淋巴瘤第三期，這是一種淋巴系統的癌症。有人告訴我，這個預後診斷結果非常不好，除非我能達到完全緩解。當時我既害怕又悲傷，我才五十七歲，唯一的兒子還在念高中。在這以前，我像大多數人一樣，一直以爲自己會有足夠的時間做所有的事情。現在，我不得不面對無常。在那個階段的藍珍珠工作坊中，源淼老師經常提醒我們，對生活中發生的每件事都要培養「那太好了」的下意識反應，即使它們看起來是不好的、悲傷的或可怕的事情。這個教導是說，生活中發生的任何事情都會有潛在好的一面，只是當時我們體會不到。她還經常談到信賴和勇氣的重要。我決定把所有的教導運用在我的癌症治療上，並相信這個病在我生命中一定有好的一面，我要透過這個經驗使自己的靈性得以成長。

源淼老師說：「中國古人在造字時，把心和死亡放在一起，就是一個『忙』字。」這眞是一個令人驚訝的事實！那時我的生活就可以用這個「忙」字來形容。我一個星期要看二十五到三十個病人，撫養一個十五歲的兒子，照顧九十二歲的瞎眼老父，在可能的情況下，還要去健身房運動等。源淼老師談到，在生活中需要適時地放手。我突然明白，如果要痊癒，我需要放手。於是我立即採取行動，離開做了二十二年的心理治療事業，讓自己無限期放假。在治療過程中，碰到需要放手的事情時，我都會告訴自己：「這是好的。」我開始把所有的放手都看成是放棄自己老舊的形式和身分。當忙碌的事業戛然而止後，我有較多時間來加深自己的靈修練習。做化療時，我知道那只是治療的一部分，化療不會阻斷我與宇宙無限的創造性力量——愛、慈悲和所有療癒性的能量連接。如果有了這種連接的能力，我不僅有可能活下去，而且我的生活會蛻變。

我坐在家裡的客廳，試著去消化這個令人難以置信的現實：我得了癌症。我身邊放著源淼老師的DVD，看著封面，我感覺自己正在和永恆的、開放的、和平的能量連接。我意識到這個DVD是個教學DVD，手印和喜樂瑜伽的練習成了我每天的必修課。我做手印的同時高聲吟唱梵唄，試圖讓自己聲音的振動和源淼老師的一樣。然後我跟著DVD做喜樂瑜伽。我熱愛觀想，不斷鼓勵自己觀想：「世俗的世界變得愈來愈遠……」慢慢地，我經歷到俗事世界變得愈來愈遠，我和自己內在的連接愈來愈深沉。

練習完手印和喜樂瑜伽後，我會在住處附近的鄉間小路步行一小時，讓自己完全沉浸在大自然中。我感到自己的細胞在打開，從宇宙中吸取能量。經過桉樹林時，我向上伸展雙臂，讓自己沉浸在桉樹的芬芳中。面對死亡的威脅，我依然陶醉於對生活的熱愛，我不再忙碌，我的心在不斷地打開。

隨著每一天的練習，我感受到愈來愈多的平靜、喜樂和愛。我開始經驗到活在當下，經驗到沐浴在金色的光芒當中。我的身體似乎愈來愈輕，不再沉重。在練習時，我的身體似乎只剩下個框架，其餘是純粹的光的能量。我喜歡這種感覺，迫不及待進行每一天的練習，練習的時間也不斷地延長。得知罹癌的半年之間，我在醫院做了十二次輸液化療。在每次輸液療程中，我都聆聽源淼老師的梵唱ＣＤ。我一邊聽老師的瑜伽梵音，一邊練習手印。治療團隊的所有醫生都驚訝於我可以平安度過每一次治療，而沒發生任何類型的感染（化療會損傷身體的免疫系統，發生任何類型的感染都會非常危險）。我的神經和心臟也沒有受到損害（我的化療藥物之一會損害神經和心臟），而除了紅白血球數量比較低以外，我的血液狀況也保持正常。

我的經驗是：透過與源淼老師和觀世音菩薩的連結，我的心會不斷地打開；隨著我的心打開，我周遭人的心也不斷地向我打開。人們告訴我，我打開的心給了他們空間，來打開他們的心和給予。我相信這種不斷加強和擴大的愛，不僅治癒了我，同時也幫到我周圍的人。我認爲這樣的愛，就是源淼老師所談到的喜樂智慧。

發病整整九個月後，醫生告訴我，我的病已經完全緩解了。七年來，也完全沒有復發。因爲經歷了一次重生，我覺得非常幸運。我相信自己的癌症是一種深刻的精神渴望，藉由身體來呈現，它要我對自己做出應對和療癒。我相信源淼老師的喜樂智慧、喜樂瑜伽，以及藍珍珠的療癒，支持了我一路療癒與蛻變的過程。

傳播喜樂的能量

美國加州La Palma市喜樂瑜伽團隊

La Palma市的喜樂瑜伽團隊大部分是女隊員，平均年齡五十八歲，大部分都在工作。隊員中有會計師、統計師、電腦工程師、醫務工作者、化學監測專家、業務員，以及家庭主婦。在團隊中，有來自中國各省，如北京、湖南、山東、內蒙、南京，也有來自臺灣的朋友。喜樂瑜伽讓我們這些素不相識的海外華僑，手牽手走在一起。每個週六早上八點到十點，我們都聚集在南加州La Palma公園的茵綠草坪上，享受著喜樂瑜伽帶給我們的愉悅。

當我們盤腿靜坐，喜樂手印置於膝上，閉目靜坐於天地之間；當我們伸展肢體做各部瑜伽體位，享受著宇宙母親賜予我們無盡能量的時候，我們跟隨著老師的引領，學會放空一切煩惱和壓力，全神貫注在喜樂瑜伽之中。我們感受到喜樂的能量由內心瀰漫全身，身體在一呼一吸中有一股熱熱的氣流，慢慢地從頭部順著頸椎、腰椎貫穿到腳底。我們可以感受到，在藍天和草坪之間，有一股看不見的暖流，貫穿於我們之間，讓我們在兩個多小時的瑜伽練習上，從來不感覺累，反而有能量的增強積蓄。

美國的各式瑜伽，都是在健身房的室內，幾十人甚至上百人一起由教練帶領。我們的喜樂瑜伽是在大自然裡，在陽光清風中，在藍天白雲下練習。常常在公園做瑜伽的時候，會引來不同種族的人好奇觀望。週末的公園裡，有打籃球、網球的，有打美式足球的，還有一個亞裔團隊在練習八段錦，公園裡充滿活力。美國南加州的陽光雖說像天堂，卻也偶有颳風下雨，但無論春夏秋冬，我們幾乎未曾間斷。濛濛細雨時，我們就在公園的亭子裡站著做；天氣寒冷時，我們就追著陽光在草地上做。總之，我們會千方百計、想方設法，堅持下去。天氣不好的時候，公園裡就清靜了，只有鳥兒在等候著我們喜樂瑜伽團隊。我們的團隊裡也不時有隊員出國、出差、有事的情況，但是不管人多人少，都未曾間斷練習過。

爲了傳播喜樂能量，我們這小團隊參加過各種表演。在過去兩年裡，曾三次受邀參加了南加州中醫師公會組織的大型活動，在希爾頓飯店、西來寺大學、明珠大酒店面對數百名中醫師，示範如何用喜樂瑜伽的呼吸法強身健體，博得中醫師們一致讚美，最後全場一起參與我們做喜樂瑜伽呼吸。表演團隊有統一的服裝，是由臺灣隊員根據每個隊員的尺寸爲全隊奉獻。爲了表演效果，我們也精選專用音樂。

二〇一二年三月，我們參加了南加州中醫藥界慶祝國醫節八十三週年的大會，現場有臺灣駐洛杉磯文化辦事處主任，有美國國會議員趙美心博士。面對四百多名中醫藥專業人員和各大中醫藥公司總裁，我們的表演讓原本沸沸揚揚的現場立刻安靜下來，大家全神貫注地隨著音樂和我們的帶動，一起走進喜樂能量。

幾年以來，老師在帶領我們這個團隊練習的過程中，總是耐心啓迪每個新隊員，鼓勵每個隊員激發內在潛能，探究體能的極限，糾正每個隊員的姿勢，在一呼一吸中與天地相應。喜樂瑜伽就像磁鐵一樣把我們緊緊地吸在一起，我們也因體驗了喜樂瑜伽的好處，而分外珍惜，現在喜樂瑜伽可說已經進駐到我們的身心裡了。

結識了喜樂瑜伽，我們的身體都得到了很大的改善。身體的平衡穩定性變強了，大腦的反應靈敏了，四肢靈活了，膝關節、頸椎關節、腰痠背痛的症狀都改善許多。用喜樂瑜伽的呼吸貫穿在日常生活中，心情變得開朗、智慧開發，人生也充滿喜悅。

讓心靈展翅高飛的喜樂瑜伽

蔡遍娃（美國，托蘭斯，財務會計）

二〇〇二年夏天，我在一個偶然的機會看到源淼老師的書，從而開始了跟源淼老師學習喜樂瑜伽的旅程。

一晃十多年過去了，老師的開導打開了我心靈的大門，在不知不覺中，喜樂瑜伽所激發出來的能量，滲透到我生活的各個層面：工作日益得心應手，生活充滿喜悅，家庭和睦日顯吉祥。在自己得到諸多恩惠後，也特別希望別人受惠，於是我利用各種機會，隨緣分享喜樂瑜伽。在遊山玩水間，在讀書會，在各式聚會上，喜樂瑜伽的能量受到普遍歡迎。

幾年前在美國南加州，我們一群朋友相遇，開始了每週一次的瑜伽練習，老師所傳授的喜樂能量超越時空在傳播。心輪的能量特徵是感動、是愛，我們自己感動之處，就會感動別人。

同伴們暢所欲言，去探索身心靈成長的心得。身心一體，身體舒服，心情就會舒暢，心靈就會展翅高飛，進而在身心靈成長的路上，相遇更大、更健康的自己。

喜樂瑜伽讓我喜樂自在隨緣

Carry Kim（美國，洛杉磯，瑜伽教練）

俗語說：「當學生準備好了，老師就會出現。」二〇〇三年我在閱讀一本雜誌時，注意到一篇關於源淼老師的報導文章，照片中的源淼散發著神秘的氣息。我被源淼的手印吸引，感覺到有種訊息在與我溝通。我直覺地渴望見到源淼，並想跟她學習，便立即打電話到源淼的基金會。電話接通了，我被告知可以在一個簽書會上見到她。

簽書會快要結束時，我有機會接觸到了喜樂瑜伽。喜樂瑜伽是源淼在二十多歲時經由天啓得到的。我當時是哈達瑜伽教練，然而練習喜樂瑜伽時，我能立即感覺到一種更強烈的力量。我本來很傲慢地認爲，喜樂瑜伽對我來說會很容易，但在練習的過程中我馬上打消了這種想法，轉而變得謙遜。僅僅是在暖身運動中，我就發現自己的頭腦裡充滿了胡思亂想，很難將能量凝聚。我想起在少林功夫的修習中，有一個很強的

「陽」元素貫穿始終，使少林功夫有「武」與「剛」的感覺。同樣地，喜樂瑜伽絕不是爲一顆脆弱散亂的心而設計的。

我開始成爲基金會的常客，總教練呆呆親切地輔導我做喜樂瑜伽，源淼有時會用她母親一般警覺、鷹一般犀利而洞察一切的眼睛在旁觀察我們。有一次，源淼讓我把手放在她腎的部位去感覺她的呼吸，我很驚訝地發現她能吸入如此大量的氣，並將自己的腹腔擴展到彷彿剛剛吞下兩個大水球般鼓脹。顯然，我還有很長的一段路要走。

在跟隨源淼與呆呆學習的過程中，我親身經歷了許多奇妙的時刻。經常有不同的修行人來拜訪源淼；在每次特別的法會或梵音演唱會之前，法雨（吉祥雨，預示眞理將被揭示）總是自天而降；在聆聽源淼的梵音時，無論是在現場，還是從CD上聽，有人會不由自主地淚如雨下，或無意間被療癒了痼疾；還有人會在夢中，甚至在白天經由大自然的信使，譬如鴿子、風或光纖等，收到來自上天的訊息。有一次，我在印度與一位印度老師閉關做觀死的冥想時，源淼出現了，並教導我：「不要爲死亡感到難過！」她很篤定，並將自己切入我的意識，確認我沒有受其他人的影響，而對死亡感到壓抑。之後，源淼的臉上浮現出深深的微笑，開始一邊大笑，一邊跳舞。從來沒有一位老師曾經像源淼這樣深刻地教導我關於死亡這門課，以及在我們肉身死亡前理解死亡並融入死亡的重要性。既然死亡是無可避免的，每個人都需要培養自己對死亡的認知。

我也親眼見到，許多跟源淼學習的學生們拙火被啓動時，在草地上不停地旋轉。而源淼那無所不在的精神、具有透視力的眼與心，則時時刻刻給每個人一個聖潔的、母親般的擁抱。在她無形的指引下，我曾多次灑淚，淚水沖洗了我許多的情結。在一次閉關中，源淼問我是否發過願，當我告訴她我曾發過菩薩願時，我淚流滿面。而當源淼讓我在她面前唱誦觀音咒時，類似的事情再次發生。我本來以爲這很容易，但是淚水不期而至，我的聲音變得不如我想像中那樣沉穩。那個「小我」再次被敲了一下。有一次，源淼在斯克博（Skirball）文化中心舉行梵音演唱會，我在幕後觀看，聽她講述到她的第一位上師——親愛的姥姥——時，我再次淚流成河。每一個跟隨源淼的學生都知道，你的第一滴淚不會是你的最後一滴淚。在工作坊裡，我們會相互分享食物、歌聲、舞蹈、練習經驗、遊戲等，最重要的是，我們會分享如何回歸內在的那份自然，以及如何經驗那深邃的、孩童般的喜悅。每個人都能拋開那些現代人特有的盔甲，而敞開自己的心扉。

有次在源淼舉行鳳凰飛升音樂會前，呆呆正趕製一個中國結編的巨大鳳凰。突然，源淼飛快地衝進屋裡，舉起那隻未完工的鳳凰，熱情地搧動著它僅有的一隻翅膀，哈哈大笑地在院中「放飛」那隻鳳凰。源淼這種出人意料的行爲，總能在我們過分嚴肅或擔心自己手邊要完成的事時，讓我們的心情輕鬆起來。孩子似的「惡作劇」，是源淼的一部分。另一次，源淼有一些客人，她先讓我們向客人問候，然後暗示我在門外哈哈大笑，以此來教那些客人喜樂，以及如何毫無緣由地大笑。無論我們是一起去看神聖的佛教遺址，還是一起去吃壽司，源淼隨時都能爆發出笑聲，以及孩子般的古靈精怪。在這一點上，她從來沒讓我失望過。

源淼教導的方式有很多種，例如遊戲、跳舞、大笑等，目的是讓我們從自己固有的概念中解放出來。在遇到源淼之前，我幾乎是一個素食者，而且對食品極其挑剔。我知道源淼希望我能放棄自己對食物追求完美的習慣，呆呆曾告訴我，沒有分別心的人會接受一切，什麼都吃。漸漸地，我對食物的堅持愈來愈少，如果那天正好有餃子，我會很愉快地享用餃子，而不去過問裡面包了什麼。同時我也學習在生活的各方面更加開放。呆呆反覆教導我們，眞正的瑜伽士沒有任何規則，即使是一個規則也會變成負擔，障礙喜樂。

在我接受「喜樂瑜伽師資培訓」時，呆呆要求我三個月內要每天練習喜樂瑜伽兩次。這三個月中的其中一個月，我在印度接受哈達瑜伽密集培訓。爲了達到呆呆的要求，我早上五點就起床練習喜樂瑜伽，接下來八到十個小時接受哈達瑜伽體位、呼吸、講座等培訓，然後晚上再練習喜樂瑜伽。爲了達到每天都練習的目標，我甚至曾經在過境臺灣機場時練喜樂瑜伽。我如此嚴格地自我約束了很多年，最終我學會了要剛柔並濟，而不是一味地遵循規則與追求完美。現在，我會與自己的內在溝通，來決定一天中需要做什麼練習，而不是讓某個權威人士告訴我一定要做什麼。我不再將自己打造成苦行瑜伽士的形象，相反地，我認爲自己現在是喜樂瑜伽士，並且以慈悲的心接納自己，包括自己的陰暗面。我學會感恩生活中的「污泥」，因爲正是這些「污泥」提供我心中的蓮花綻放所需的營養。我變得更柔順、更能以同理心與他人互動，而不是一味地堅持己見。

書活讀 book life news

2013年6月號

圓神出版事業機構發行
電話：02-2579-8800
傳真：02-2579-0338
圓神・方智・先覺・究竟・如何・寂寞・叩應・書活網
www.booklife.com.tw

出版趣聞盡在圓神

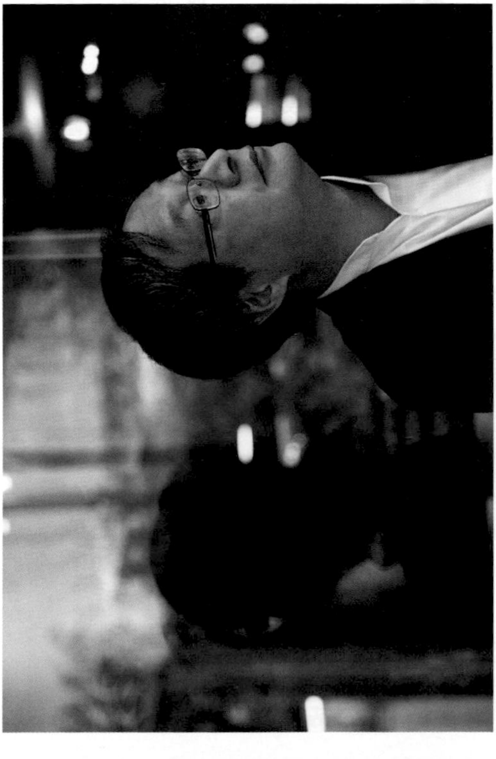

2013年初，詩人羅毓嘉在聯合報新青年專輯系列發表〈青年你為什麼不憤怒〉一文，快速在網路世界中發酵，匍匐在電子螢幕前敲打鍵盤的青年們如獲知音般，紛紛轉載，這篇文章成為PTT人氣最高的熱門文章。

藉由新世代詩人的筆桿，青年所面臨的殘酷世界躍然紙上，憤怒除了來自於對生活壓迫下的無從選擇外，失去作夢的能量和品味生命的能力，成為在卸除枷鎖的世代下成長的青年們最不可承受之痛。面對這殘酷的世界，和你我一樣，小野和貴婦奈奈也曾經走過徬徨的世代與青春時期，卻努力在生命中創造不凡的自我。現在，這兩位不同世代下的時代人物，要用自己的故事教你如何品味生命的特有魅力，讓你明白「這世界多了你，一定存在著某種意義」。

小野最赤裸的生命告白，寫給以為這世上選擇不多的你

出生在俗稱戰後嬰兒潮的世代，小野不諱言從小到大，父母乃至於同輩的兄弟姐妹間，共同的願望就是藉由考試取得佳績，以擺脫看似永無止盡的貧窮；在當時，生活的困苦、思想的壓迫讓人無從選擇，與小野年紀相近的許多人，連選擇的能力都流失殆盡，甚至不清楚自己的味覺，也不知自己適合穿什麼，這種缺乏選擇的無力感，是一種誰都無法改變和抵擋的時勢。因爲厭惡這樣選擇不多的時代，年僅8歲的小野便曾經動過結束生命的念頭，即便最後決定繼續活下去，但那是小野第一次爲自己的生命做出選擇。

往後，爲了擺脫大時代的壓迫，小野選擇放棄姊姊爲他選定的理想志願、放棄國外學位回到動盪的家園，甚至開除老闆、走上寫作的道路，想盡辦法在毫無選擇的世代中，勇敢做出自己想要的「抉擇」，哪怕是和社會主流價值多麼的不同，風險有多麼的大。

走過困苦和壓迫的時代，小野早已學會在尋常的事物中，發現令人眷戀的一切，而在世界末日並沒有成眞的這一刻，小野在新作《世界雖然殘酷，我們還是……》回首生命中哭過、笑過、感動過的每個時刻，即將觸動你我柔軟的心田。

每個時代都有它不同的可能和美好，小野認爲能在有限的資源和不利的環境中找到突圍的方法，並讓自己持續累積能量才是最重要的，如果你失去選擇能力，就等於放棄對自己未來人生的想像，也放棄去爭取創造人生的各種可能性；只要克服自己內心的恐懼不安、擺脫成見，在這個殘酷的世界中，人生的選擇還是可以很多，生命中有更多璀璨的瞬間值得品味。

世界雖然殘酷，我們還是能擁有自己的夢想藍圖

「還記得小時候作文簿上的志願，如今都到哪裡躲藏？」這句歌詞出自

我常常獨自呆在山裡。源淼經常告訴我們，當我們尋尋覓覓，希望有人相伴時，往往會發現自己孤身上路，所謂「高處不勝寒」。源淼經常鼓勵我，說我是一個有信力的孩子，說我已經通過了各種考驗。雖然我懷疑自己是否通過了最後的考驗，但我的人格無疑被強化了。

在教授喜樂瑜伽的過程中，有時老天會出人意料地爲一些特別的學生安排一個私人課程。有次，一個新來的學生是唯一的學生，這個學生感到不太舒服，有點緊張地問：「還有其他的學生嗎？」我笑了，知道這是老天特地爲了這個學生和我而安排的，使我能集中精力教這個學生。在課裡，有時我們會唱誦梵咒，或者邊舞蹈邊唱誦，來開啓我們內在的能量。在古代，瑜伽教學通常是一對一，除非對象是小孩子。如今，集體教學盛行，卻失去了傳統教學的個性化。因此，當老天安排了「私人課程」時，我總是覺得有趣。眞正的靈性修持者，無論在團體中，還是獨處時，都會保持同樣的虔誠與精進。從這一點來講，團體與個人之間沒有什麼差別。眞正的瑜伽士，無論是在上師、眾人面前，或是在獨處時，都會透過去掉層層的假面具，去發現那個眞實的自己。

內在經歷一場翻天覆地的革新

王丹琳（美國，洛杉磯，財務會計）

二〇〇九年母親被診斷患了癌症，我從美國飛回中國，在病房照顧她近一個月。期間我找藉口飛往另一個城市，瞞著父母簽了離婚協議。

回到美國後，一種前所未有的疲憊與沮喪籠罩著我。走在車來人往的洛杉磯街頭，感覺自己就像一具行屍走肉，加州明媚的陽光也顯得灰頭土臉、了無生機。與此同時，困擾我已久的頭痛、胃痛也加劇了。

我知道自己的身體、心理都出了問題。長期以來在緊張奔忙中生活，我完全忽略了對自己本身的關注。如果不希望餘生都如此「灰濛濛」的，我必須重新檢視自己的生活，讓自己絕處逢生。但我不想將命運交給醫生，我讀了不少關於心理、心靈、健康的書，明白「解鈴還需繫鈴人」的道理，我決定自救。

因此，除了上班，走路、爬山、旅遊、聽音樂、參加公益活動、靜坐、觀想等，成了我生活的新主流。看似熱鬧豐富，然而揮之不去的疲憊與沮喪，依舊如影隨形。即使是在人聲鼎沸的盛宴中，強顏歡笑的我仍然感覺到徹骨的淒涼。

我開始質疑「生」的意義：爲什麼生命如此沉重？

二〇一〇年，我遇到了喜樂瑜伽。那時，我的生活每天都排得滿滿的，實在沒有時間再安插喜樂瑜伽了。但我深深被介紹喜樂瑜伽的一句話吸引：當在美國被問到喜樂瑜伽與其他瑜伽有什麼不同時，喜樂瑜伽的創始人源淼老師回答說：「西方很多瑜伽老師只是把一個漂亮的花瓶給了學生，裡面卻沒有鮮花。喜樂瑜伽不僅有漂亮的花瓶，裡面還有鮮花。」我知道要解決我當時的問題，調身僅僅是第一步，更重要的是要讓「鮮花」的芬芳洗滌我心中的陰翳。於是，我耐心地將九部喜樂瑜伽功法研究了一遍，發現在這套看似簡單的功法中，實則蘊含著深刻豐富的宇宙人生眞意。以第一部功法「天地之間」的引導詞爲例，僅僅是這段文字，就讓我領略到在無盡的宇宙虛空中，「我」既是一個微不足道的存在，也是宇宙母親珍愛的孩子；宇宙母親的大愛無時無刻不在養育滋潤著「我」，「我」從來沒有欠缺或失去過什麼！閉上眼睛，我感覺到內心深處那冰凍已久的地方有了一絲暖意。

接下來的「研究」，更進一步讓我認識到喜樂瑜伽的每部功法都是一帖精心「調製」的上好妙方，利用身印、手印、梵音、觀想的組合，由外及裡、從身到心，對練習者進行全面的調理，使其從外在的忙亂，回歸生命的本具的喜樂無憂。

喜樂瑜伽的「使命」，讓我在山窮水盡處看到了一線希望。抱著試試看的心態，我決定每天抽一個小時來練習喜樂瑜伽。

練習到兩個多月的時候，有一天早晨，在練習暖身運動「金剛龍之風」時，忽然感覺一股氣流從頭頂直貫鼻腔、喉嚨、肺部，呼吸在瞬間暢通，渾身頓感輕鬆，連眼睛也隨之一亮。喜樂瑜伽開始在我身上起作用了！我驚喜地想著。雖然透過「研究」，我已粗略地知道喜樂瑜伽是一套很獨特的功法，但我沒想到功效來得如此之快。

我對喜樂瑜伽有了信心。自此以後，每天總要擠出時間，在早上上班前，或者在晚上睡覺前，來練習整套喜樂瑜伽。

不到一年的時間裡，我的胃痛發作的次數愈來愈少，頭痛也愈來愈輕了。更奇妙的是，我發現自己的感官也變得愈來愈精細、敏銳。一天清晨，走在那條走了多年的小路，我突然注意到路旁的草地是如此地鮮綠，露珠在晨光中閃爍著七彩的光芒，林中鳥聲啾啾、風聲蕭蕭。一隻狗兒從我身邊走過，停下來回頭看我，眼中滿是慈祥良善。那一刻，我淚流滿面。生活原來是如此美好溫馨！而從前的我，每日來去匆匆，總是爲遠在天邊的前途打拚，卻從未注意到當下那近在眼前的美麗與幸福！在淚眼婆娑中，我被一種清涼與喜悅的感覺擁抱著。

我外在的生活依舊，但我清楚地看到，內在那個我在喜樂瑜伽的引導下，進行著一場翻天覆地的自我革新。許多沉重負面的想法在不知不覺中消失了，頭腦變得愈來愈清明輕鬆。我開始聽到自己爽朗的笑聲在藍天白雲間飄蕩，看到自己輕快地奔跑在公園的小徑上，像個孩子般跳高，只爲了去感覺頭頂的那片綠葉。此外，自認五音不全的我開始肆無忌憚地高歌，在山間、在水邊，有幾次甚至招來了很多「國際友人」的掌聲與讚美……喜樂瑜伽讓我的生活變得多姿多采，充滿情趣。

練習喜樂瑜伽大約兩年後，我來到了源淼老師的身旁。在一個我完全沒有準備的情況下，老師開啓了我的拙火。看著自己被一股無形的能量牽引著在草地上奔跑、後退、翻滾，我的心中充滿了感恩。感恩宇宙母親的大愛，感恩老師的教誨，感恩生活中的一切際遇。我知道喜樂瑜伽的練習幫我清除了累積多年的許多負能量，奠定了我對老師教法的信心，這才使得老師能「乘機而入」將拙火傳遞給我。我也知道「回家」還有很長的一段路要走，生活中起起伏伏在所難免，但有拙火爲伴，我相信自己有能力，可以勇敢喜樂地面對一切的發生。

而這一切都始於二〇一〇年我的那個決定，那個也許是我生命中最正確的決定——練習喜樂瑜伽。爲此，我也感恩我自己。

喜樂的瑜伽夢境

張鵬鵬（中國，北京）

我喜歡瑜伽，曾去上過一些不同的瑜伽課，但總覺得似乎都缺少了些什麼，直到遇到喜樂瑜伽才開心地發現：「這才是我想要的瑜伽！」原來以前所學的「瑜伽」，都是瑜伽的肢體動作，或瑜伽範圍的一部分而已。

喜樂瑜伽做起來是那麼連貫流暢，一套功法裡有身體的動與靜，有能量的收與放，有梵音、手印、觀想、體式、身印……這些都貫穿成一個統一的整體。初次體驗時，我就在想：「這眞是一套有傳承的殊勝瑜伽啊！」

我從不輕慢別的法門，相信肯定會有不少跟喜樂瑜伽一樣的個性瑜伽或深奧功法。而且我專一又博愛，還是會去體驗那些傳說中很有趣、很厲害的功夫。但是十八般武藝、千萬個方便法門，有限的精力、有限的時間，貪多則必失，會竹籃打水一場空的嘛！所以，我只能先「弱水三千，只取一瓢飲」了。

「智慧之劍」的持與放，「荒漠甘泉」的臣服與禮讚，每次練完後都讓我遍身舒暢通透，但目前我想先分享我最有體悟的兩部。

第一部「天地之間」：盤腿而坐，宛如空竹連通天地，又如聖杯，承載著宇宙的大能之光……許多朋友都覺得第一部特別快就有感應，我也是，覺得沁沁涼涼、舒舒緩緩的光和能量眞的就慢慢擴散全身。但最讓我印象深刻的，卻是個特別好玩的「夢境」。

那是剛學習完喜樂瑜伽不久的一天清晨，大約五點左右。我練完瑜伽，剛躺下沒多久，主觀意識漸漸遠去，似乎在似睡非睡之際，眼前跳過人們在互動、孩童們在地面上遊戲的「畫面」，然後「鏡頭」突然被拉動上挑，赫然出現一個灰藍色的大星球。我仰望著它，它轟隆隆地、緩緩地向著我所在的方向滾來，氣勢驚人，而我已被那陣仗給震呆了。就在我「呆」掉時，發現那星球還冒著濃濃黑煙……後來，那星球似乎愈來愈近，像要壓過來，我怕了，要跑，結果就在這時，我一下子睜眼，那震撼感似乎還在，我吐了口氣，拍拍胸口，心想「是夢是夢」，接著就閉眼睡了。

結果，閉上眼睛沒多久又做夢了。這回是放大些的地球畫面，有層「玻璃」，因爲有字在上面閃現又消失。我又醒了，動了動身體，還對自己說：「怎麼搞的？不行，我得趕緊睡，還要上班呢！」沒想到閉眼後又切回剛剛的畫面，我看著地球在畫面中上下滾動了兩下（有點像鏡頭在上下移位），玻璃上有幾行字繼續出現、消失，然後又出現。我沒注意字是什麼，只是專注看著移動的地球。不知爲何，我猛然意識到自己後上方好像有什麼，於是回頭一瞥，只見有個伸著手臂做「請看」姿勢的「人形影子」一下就消失無蹤了，就像電視機被突然拔掉電源，忽地就沒了，我也頓時徹底醒了。

關於這個夢境，我能記起的細節暫時就這麼多。只是透過這個夢，我開始正視「個人進化與整體進化的相互作用」這個大主題了。

這個夢過了不久，全觀的資訊就來匯總了。克里希那穆提說：「人的自我感和其他生命之間的關係，創造了宇宙和世界，因此人即是宇宙。除非每個人加速突變，否則新秩序不會出現……而滔滔的恆河水，是由無數小水滴匯聚而成，所有改變人類的重大運動，都是以某個小我的變革開始的。」

現代量子物理學家證明了萬物皆振動，並且是同頻共振、同質相吸的，所以相近的頻率會形成共振「矩陣」。聲學中說，一個屋子有兩個三音叉樂器，如果敲擊其中一個三音叉，另外一個不用敲就會共鳴，同步發音。所以，當我們自己喜樂了，身體能量體、意識形態轉化了，我們所在矩陣的頻率就會提升，就是在傳遞喜樂共鳴。

地球也是個大細胞，它的能量脈輪頻率和我們的矩陣頻率是互相交織的，像電影《阿凡達》一樣，我們會透過這些看不見的脈絡彼此相連。我們做瑜伽、修行，即是在修復、打造自己的振動結構。「我在我目前所處的一平方公尺上努力，他在他目前所處的一平方公尺上努力。當數萬人各自在所處的一平方公尺上努力時，那會怎樣？」

達摩尊者說：「你應當一地一地行遊，當你所到之處無不是淨土時，你無疑地完成了修行。」

沒有一個眞的好地方、好歸宿，會預備給一個連與自身息息相關的環境都無法轉變的人去享受。

認出個人修持對整體的重要性，眞是太好了！

第八部「益西措姆」：每次做這一部都非常非常地舒服。安心地躺下，沒有任何念頭，像一片葉子飄在海面上，身體細微的震波融進了浪花的波動，隨著大海一起順流而去。

今年是我最堅持練喜樂瑜伽的一年。在一次練習中，我發現做第八部的側臥時，我的肚子像小嬰兒睡覺時一樣，自然地一癟一鼓，是那麼踏實、質樸、全然、篤定，持續了好一陣子。那感覺好熟悉、好熟悉呀，好像回到了小時候……

在我認出這種感覺後，有兩個場景驀然從心裡蹦了出來。當我「看清」那兩個場景時，我「噗哧」一下就樂了，隨後又流下了眼淚。久違啊，那一刹那，跳轉童眞年代。

第一個場景是小學課間休息，兩個任課老師一邊聊天，一邊叫我和另一位同學去發作業本。在我發本子時，發現老師看了看那同學，又看了看我說：「鵬鵬這孩子沒心眼。」當年幼小無辜的我，卻把這句話理解成「缺心眼」的意思了，想弄明白「爲什麼沒心眼，怎麼才能有心眼」，就走神走了整整一節課。

第二個場景要再早些。在公車上，因爲我說的一句話，母親誇我：「這回不錯，終於會動腦袋了。以後還要這樣，多動腦袋變聰明呀！」

當時我還在上幼兒園，已經有「腦袋等於頭」這個概念了，但「動腦袋」是什麼還沒搞懂。可是，我已經能夠聽出和領會這是「褒義詞」，結果回家的一路上都在琢磨和晃「動腦袋」……

曾幾何時，我就有了「心眼」和變「聰明」起來了呀？

自從本我退到了規範面具之後，「眞性情」就逐漸在扭曲變形……宇宙大能無法通暢流入，內在指引的聲音也就聽不清了，所以人生方向就像是找不到燈塔的夜船，總是在迷茫中徘徊、顚簸……

我曾經研究西方玄學，想透過玄學預知吉凶、預測未來。占星、塔羅等也確實很靈、很準，但宇宙的終極奧秘是棵巨樹，而所有術數之學都只能是大樹上的樹葉，透過大樹上樹葉的脈絡只可窺瞥到神性而已，又怎能眞正知道人生方向和世界趨勢呢？

我們呼吸和攝取營養的那個「有形臍帶」，自從脫離母體後就被剪斷了。可我們還有無形的「臍帶」，它是人體從宇宙大母體中吸收天地精華和能量的通道。而瑜伽，就是跟那無限源頭取得連結，在連結的過程中接受能量、交換能量，並讓我們從中體驗到源頭母親一直在提供能量這一偉大奧秘。於是，那個如如不動，本具光明智慧、自在圓滿的

「我」就又出來了。

我們是大海中的一滴小水滴，
那世界上最寬廣的海，
不管河流怎麼彎，
海都在等它。

跟著清晰的內在直覺走，隨順天道，是無爲。順勢所具的那個勢能，必然能夠在人生中無所不爲！這一式，返璞歸眞後得智慧指引。

南懷瑾曾說：「你們明心見性或有所悟之後，貪嗔癡慢舊有的習氣到底改變了多少？如果反應還是和以前一樣，那就不是眞修行！」看來生活實事和人際交往，才是檢驗我們舊有模式的最好實修道場，否則一直把人關在象牙塔裡，誰都可以貌似神清氣爽地去滿口佛言道語。

「瑜伽，不僅是在瑜伽練習中才是瑜伽。」如何能與上司和同事在工作中智慧地相處，是瑜伽；物質安全與個人追求，怎樣兩不耽誤地揉合，是瑜伽；生活和人際各方面的平衡，是瑜伽；修行在出世間與入世間的合一，無礙是瑜伽……

早晨起來，點香、沏水、溫杯、泡茶，靜待幾秒，拿起小泥壺，三起三落後，黃金般的液體落入茗具，輕輕一抿，滿口留香，新的一天開始了！

眞正的生活就像倒茶一樣，一點一滴、細水長流，有起有落。在茶道的拿捏專注中，我們一起來品瑜伽；在用畫筆連接各種顏料，把藝術和眞實融爲一體時，我們一起來玩瑜伽！

第二章

喜樂智慧之「無相參悟」分享

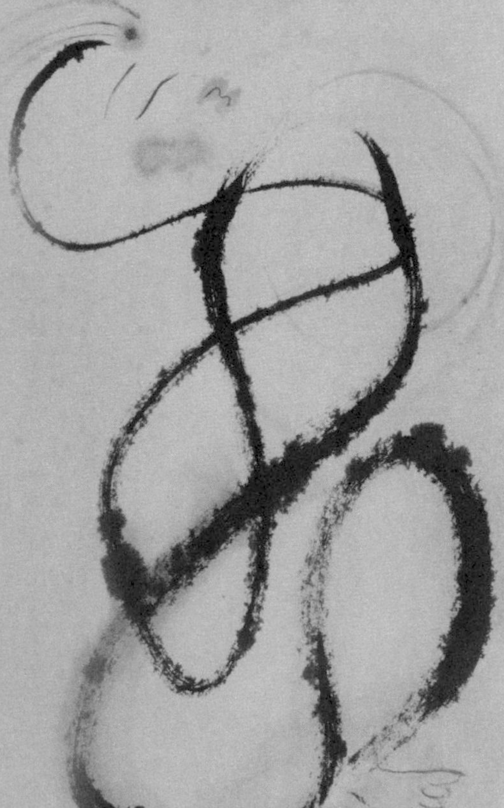

老乾媽「翻牆」

Philip Zittell（美國，索薩利托，企業總裁）

源淼老師講過一個有趣的瑜伽夢境：

她看見一堵牆，牆兩邊分別站著一個源淼。有一群看起來又老又遲鈍的人正試圖翻越這堵牆，但是沒有人成功。他們其實是有能力翻過去的，卻不相信自己可以做到，所以一直沒有成功。整個晚上，兩個源淼分別在牆的兩邊不斷地幫助、鼓勵他們，甚至又拉、又哄、又抓、又舉，終於他們成功地翻越了。這時，神奇的事情發生了：當這些「老人」們翻過這堵牆的瞬間，就變得非常年輕。原來他們轉化了！

源淼老師在夢境瑜伽中所看到的那一群人是誰呢？就是我們這一群被暱稱作「珍珠」的人。我們是一群住在北加州灣區的同修、兄弟姊妹，大家共同的善念、觀音菩薩的祝福，以及源淼老師的神奇能量把我們聚在一起，並組成了一個「藍珍珠」的團體。我們受教於源淼老師的智慧、慈悲、愛和她的全然存在，她所看到的夢境就是她的使命：幫助我們和其他的有緣人，去翻越阻礙我們進化的「牆」。

夢裡的「牆」代表障礙，因爲障礙的存在，使我們看不到或感受不到自己的本性。具體來說，障礙就是我們的概念、評判、恐懼和懷疑，這些阻礙了我們靈性的「成長」。受到這些狹隘的意識和負面情緒影響，我們往往會覺得自己老了、累了，甚至變得憂鬱，因爲我們的意識裡有一個普遍的誤解，認爲「成長」——年紀愈來愈大——就等同於老化。其實，「成長」應該是意識的演變和拓展，而不是老化，所以當我們超越身體、情緒、精神和意識的障礙時，就如同翻越這道「牆」一樣，靈魂會轉化而變得年輕。當我們把自己全部的精力投注在翻越這一堵一堵的「牆」的時候，我們同樣地也能夠繼續保持年輕。

認識源淼老師的時候，我已經快五十八歲了，無意識地深陷在我長年以來形成的概念和批判的慣性中，如同生活在我自己打造的幻覺裡一般。我知道所謂的對、錯、好、壞、重要和不重要，我走在這條修行路上已經有三十年了，了解靈修的概念、知道愛和慈悲的定義，所以以爲自己是聰明的、以爲自己了解眞理。

然而，實際上我並不知道這些概念所代表的眞實意境。古希臘哲學家蘇格拉底曾經說過，智慧是知道自己的無知。我並沒有意識到自己的無知，我老早就已經忘了我是誰。

我是個典型的美國男人，卻有一個美麗且風趣的名字叫「老乾媽」，這個名字是源淼老師幫我取的。

當她第一次稱呼我「老乾媽」，並告訴我它的意思時，我想起了曾經擁有過的簡單且快樂的時光，當時的我是敞開心胸而可愛的。但是，爲什麼我會變成現在這樣？

這個問題在我的腦海裡縈繞許久，直到我面臨的課題愈來愈清晰：我應該從常年的習慣中鬆綁，爲自己解鎖，打開自己的心，成爲一個老乾媽——擁有偉大的母性愛。原來老師給我取的名字，就是我的眞言。

爲了完成這個課題，我需要有一個扎實的基礎，因此我向源淼老師學習了兩年。那是一段非常特別的時光，我得到她慷慨的幫助，包含了她的愛、智慧和批評。

我是一個非常自滿又固執的人，那時我寧願堅持我所謂對的立場，而不要快樂和自由。在源淼老師無限的慈悲當中，她非常堅持，且經常採用「憤怒」的形象來體現她的教法。她在試圖喚醒我，讓我覺醒。當我表現得非常棘手時，我就不得不面對她「凶猛」的一面——那猶如雷鳴閃電般的沉默。

她揮舞著文殊菩薩的金剛寶劍，撕開那曾經籠罩著我，讓我一直處在無明中的幻覺。結果，我看見過去的我比現在的我老得多。現在雖然我的年紀變大，但是卻比之前年輕了。

謝謝我敬愛的源淼老師。

源淼老師教給我十二個教導，我將其融入自己的日常生活，作爲建立扎實基礎的第一步：

1.對於無常的警惕：所有的一切都在變化當中，把每一分鐘都當作人生的最後一分鐘來過，不浪費時間。

2.每一件事的發生都是好的：儘管我們不能預測未來，但是我們必須相信每一件事的發生——不管它看起來多麼不好——都有好的一面。所以無論發生任何事情，都要相信並不斷重複地告訴自己：「每一件事的發生都是好的。」

3.「你的眼睛在哪裡？」：讓我們把精力集中在修行的重點上。

4.我比我自己大：儘管我們認爲了解自己，但其實不然。我們有能力做任何事情，甚至是偉大的事情，前提是一定要下定決心去做。

5.單純的生活：有太多的「東西」背負在我們身上——物質（財產）、思想（概念與評判）、情緒（恐懼、憤怒和懷疑）……我們需要簡化自己，過單純的生活。

6.寬恕：這是終極的解放，「原諒」讓自己和對方都可以如釋重負。

7.謙卑：源淼老師經常讓我在公眾場合唱歌，對我來說這是一種謙卑的練習。

8.「百分之百沒有恐懼、懷疑」：一定要勇敢、積極正面地相信自己和現在正在做的事，盡力地付出，百分之百盡力地認眞去做。

9.講話時措辭要三思；不要在意別人的話或行爲；不要對別人的話或行爲作假設；做任何事都要盡力。

10.堅持每天的練習：靜坐、呼吸和喜樂瑜伽。

11.堅持信念：持有對密上師、外上師和內上師的奉獻和信心。

12.到最後，你收穫的愛與你付出的愛是相等的：這是著名的披頭四的歌詞，它揭示了一個深刻的道理，也就是我們都渴望愛。但宇宙的定律是你愈渴望愛，就愈得不到愛。想獲得生命中的愛，你要付出愛、成爲愛。成爲愛比獲得愛來得更有力量。當你眞正愛別人，除了得到巨大喜悅之外，你還會收穫到愛。

第一堵牆通常是最難翻越的，因爲在試圖翻越以前，你必須先意識到它的存在。因此源淼老師的角色是必不可少的——她會指出方向、提供方法，讓我們意識到「牆」的存在，並協助我們翻越這堵牆，同時還會提供「法船」（藍珍珠工作坊、喜樂瑜伽、梵音演唱會）和環境來支援我們的進化。但是最終，這堵牆還是必須由自己去「翻越」。

現在正是與世界分享母愛寶庫的時候，也是要成爲老乾媽的時候。

當你翻越了第一堵牆之後，你會意識到還有其他的牆等你去翻越：我是否能無條件去愛那些我認識或不認識、喜歡或不喜歡、對我好或是不好的人？我是否能以尊嚴或優雅來處理對自己不利的狀況？在人際關係裡，我是否與祈禱和誓言中的一樣，保持優雅、誠實和正面？

每一天的工作、娛樂和修行中，我都會檢視自己是否有做到這些要求。在我看來，我做得還不錯——我很高興我正在成長。

覺醒曼哈頓

Lynn Hazeltine（美國，米爾谷，資訊系統經理）

經歷九一一事件

二〇〇一年夏末的一個傍晚，我和朋友一起遛狗時，她告訴我最近經常縈繞在她心頭的焦慮：「我老覺得有股不尋常的黑暗，正籠罩著這個世界。」我知道她指的是周遭逐漸沉重的能量場，但是當時由於我自己內在的不清明，使我無法敏銳地感受外在的變化。然而，我腦海裡卻出現「離開這裡，趕快離開，離開這裡到別處去！」的聲音，我當時覺得很奇怪。隔天，我的狗突然在地毯上大小便，牠平常從不這樣的。於是，那天早上我留在家裡清理地毯，沒有準時去上班，平常這個時候我已經在搭地鐵前往公司的路上。就在這時，我看到一架飛得很低、很靠近我公寓大樓的飛機，突然墜毀在不遠處。整個事件太突然，一時之間沒有人確切知道到底發生了什麼事。好像電影情節一樣，作夢都沒想過，我會親身經歷「九一一」這場人爲的毀滅。

數千人，包括我的鄰居和好朋友們，當時正在燃燒的世貿大樓中死去，燃燒的灰燼及爆破的大樓碎片不斷從空中落下，覆蓋了附近所有的街道。而這驚悚的一幕，就發生在離我家三個路口外的地方，從我家的窗戶能看得一清二楚。兩座美麗的擎天大樓，在豔陽天時反射著藍天白雲，在太陽西下時輝映著絢麗晚霞，卻在一瞬間，被夷爲平地。看到它們原本高聳直立的地方已被燒成兩個大坑洞時，我就忍不住悲痛流淚，高聳入雲霄的大樓怎麼就這樣消失了呢！

許多人頓時覺得失去了依靠，就好像經歷了一場無法復原的巨大震撼。過了幾個月，我才逐漸了解到，每一個經歷這場災難的人，同時也經驗了一個可能使我們覺醒的機會。任何深埋在我們內心深處、需要被釋放的東西，現在再也無法隱藏了。就在兩棟大樓被摧毀的那一天，我們每一個人也都崩潰了，對我而言，這就是一種臣服。

遇見源淼

二〇〇五年前後，我面臨了一些內在艱難的困境。當時我的內心充滿批判和悔恨，我盡可能地與自己和平相處，但我知道自己內心深處依然築起了一道高牆。雖然我可以面對一部分以前我所害怕的自己，但我還是被困在自己所築的內心牢籠裡，除非我眞正了解實相，否則沒辦法從這監牢中解脫。所幸，那段期間我在教靜坐，對我自己也有很大的幫助，就像是一道光芒吹散了我的悲傷。

有一天朋友告訴我，一位很特別的女性要來曼哈頓舉辦工作坊，我認爲這是個當義工的好機會，也可趁此認識她。我收到一本她的書，很快地在一、兩天之內讀完，當時我腦子裡充滿了疑問：「這位源淼是誰啊？她竟能如此眞實地寫出她的失去、她的痛苦和憤怒，以及她轉變的完整過程。」我非常喜歡她！多麼美的一本書啊——充滿了悲傷、喜樂和勝利的號角聲！我是否也能向她學習，以昇華我的痛苦而得以解脫？我知道她並沒有像我一樣，讓她的悲傷及痛苦徹底地摧毀、擊垮她，相反地，她從中徹底了解到人類極致的激情、錯綜複雜的情感、宇宙無私的愛，以及反叛與臣服。她是一位證悟的精神導師，同時也是一位散發著女性開悟能量的修行人。

參加工作坊的那天，我非常緊張、害羞，擠在小小的公寓房間裡，幾乎不需要引起她的注意，她就會注意到你，因爲那裡根本無處可藏。她要我們每個人說說自己的經歷，我事先準備了一些禮貌性的說辭，但是輪到我時，腦子突然一片空白，從我嘴裡說出的是不加掩飾的坦率之言──我訴說著自己多麼茫然，即使我知道以前教導過我的老師並沒有眞正地離開；我感到遺憾及羞愧，因爲我沒有好好珍惜我的老師，也沒有認眞地遵從他的教誨；當我面對實相的時候，我感到不知所措；我絕望，並認爲自己不論再怎麼努力也無法擺脫悲傷。她看著我，靜靜地聽我訴說，然後起身走到我身旁坐下，用臂膀擁抱著我，讓我的頭依靠在她的腿上。

我的身心是如此疲憊，以至於在她面前，我無法掩藏自己，更無法佯裝。我感受到她是那麼清明無染，所以我可以打開心，將我的負擔卸到她身上，而不會壓垮她。她說：「你是如此地有幸，能經歷這些事。『九一一』留下的那兩個大坑洞猶如墳墓，你能生活在如此強大的墳墓邊，就表示你有能力去通往一道蛻變的大門！」那晚，我感到無限恩寵，我的心再度充滿了勇氣與祥和。

鳳凰飛升

二〇〇七年，源淼到紐約市舉辦此地第一次的鳳凰飛升音樂會。距九一一已經事隔六年了，紐約市仍然是個籠罩著悲傷的城市。她要我在開場時介紹她是一位「大失主」，因爲透過她所經歷的痛苦，她「失掉」了恐懼和憤怒。我希望每一個人都能以她爲榜樣，來體驗自己的鳳凰飛升。那一晚，她唱著殊勝的梵音，她的微笑，以及她全然的投入，感動了在場所有的人。大家都感受到她是那麼地理解、敞開，以及全然地接受每一個人，也感受到她從「失去」當中找到了恩典，並因此昇華。她邀請大家一起加入鳳凰飛升的行列，眞愛的能量使整個音樂廳都昇華了，許多人因此流下釋放的眼淚。

音樂會過後一個月，我從曼哈頓搬到北加州，以便能夠更親近源淼。感謝源淼告訴我必須覺醒，必須感恩這沒有糖衣的苦口良藥，如果我也能將這些悲傷的經驗轉化、昇華，我也有機會得到解脫。感謝源淼了解我所失去的，並幫助我找到那一直存在的恩典。

從另一方面來說，跟著一位證悟的女性導師學習也算是一種挑戰。我持續跟著源淼學習應學的功課，而她總是說我學得太多了。我太執著於過去和我所學習到的東西，現在必須學習如何「不學而學」。她確實是一位非常特別的女性導師，非常風趣、充滿智慧、熱情、傻乎乎的、充滿童趣、溫柔、親切、優雅、嚴肅、和藹——所有你期待一位證悟女性所應具備的條件，她都有。她有時候非常淘氣，會做出讓你意料不到、使你發笑的事。她和我們一般概念中的女人不一樣，一點也不害怕失去，因爲她從來不執著於任何人、事、物，她是從失去中走出來的人。

她讓我看到一個光明的未來，認識她以後，我發現自己漸漸恢復以往的輕鬆感，以及愛嬉戲的頑童心。現在我清楚地看見，在這條療癒的道路上，只要我執著於那些必須放下的人、事、物，這條靈修的道路將會非常痛苦，且充滿壓力，因爲我在和這個自然的過程抗爭。只要我執著、放不下，我的胃、頭和手都會痛起來，有時甚至覺得要嘔吐，或感到憤怒、害怕而想尖叫；相反地，如果我微笑、放鬆，隨順這個過程，那麼它就會變成我所經驗過最好玩的旅程。我們都應該鬆開緊握的拳頭，放掉我們所執著的東西，看著它，然後開懷大笑。

源淼有一個絕招，她稱之爲「飛躍」或「跨越高牆」。我們每天都必須做功課，讓那些陳舊糾纏的情緒逐漸被解開，並且淡化，直到我們變得更強壯時，就能夠全然地放下隨它去。在這個練習的過程中，我們得到源淼很大的鼓勵。有一次源淼說：「你不再需要你的腳了，甚至不需要走，就直接飛吧！」這就是我離開曼哈頓的原因。我正每天一小步、一個小跳躍地學習飛，我的翅膀漸漸強壯起來，更穩健，也更結實，糾纏的情緒漸漸淡化了，思緒也愈來愈簡單寧靜。我正在學習「微笑之舞」。

身爲人類，除非我們已準備好，並且下決心要解脫，否則是不可能解脫的。在解脫的這一刻來臨之前，我們還必須多下功夫，用慈悲、耐心及幽默感，來駕馭自己各方面的無知與無常。當我們還沒看清這個實相時，整個人生會異常沉重，因爲我們總是背著大大小小的包袱卻不自知。一位證悟的老師能看見我們的本質，當我們準備好時，同樣也會有能力去看清一切，而不被世事所迷惑。眼前我們能做的，就是有條不紊、一步一腳印地實修，逐漸積攢光明的能量，幫助我們超越自己意識的障礙，從而體驗到一個全然的改變。轉變的過程中，失掉一些東西是必然的，我們應該爲此歡欣鼓舞才對！這個世界在我們的眼裡、我們的體驗中，已不再是一個沉重的世界，而會是一個具有無限智慧，充滿愛、喜樂及趣味的世界。

不著相，即意味著我們必須願意看清自身複雜和相互矛盾的個性，並且接受這就是所謂的眾生相，感恩我們的眾生相。我所經歷的一切使我了解到：在沒有任何的指引之下，身爲眾生是很難眞正看清並了解自己的。因此，一位願意教導我們的上師是如此珍貴，透過這樣的師徒關係，他們能啓發我們內在珍貴的潛能。

愛和寬恕

這一切終究都是愛的旅程。眾生的愛是如此珍貴，也如此脆弱，喚醒了連我們自己都不知道的渴望，打開了我們的心，去面對內心的呼喚

——那跟隨我們生生世世、內心最深處的吶喊，我們幾乎遺忘，或在成長過程中想去遺忘的吶喊。然而，來自宇宙的愛是一種截然不同的愛，是全然包容、兼具永恆特質的愛。這樣的愛不要求任何回報，只要我們盡己所能地與整個宇宙合一。與宇宙合一，意味著我們必須去學習、去了解什麼是眞愛的本質，並且接受這樣的愛跟凡人所想的、所知道的不一樣。我們必須好好地呵護這種愛，因爲任何一個願意對我們付出這種愛的人，實際上是有著很大的承擔，因爲我們是如此怯懦、易受傷害和不信任，只要這種愛不能滿足我們的需求，或不符合我們概念中的愛，我們很可能就會拒絕或遠離。當宇宙的愛透過一些所謂的災難來教導我們時，通常會讓我們感到受傷和被拋棄，此時我們是否仍能認知到，這是化了妝的愛？是否仍然能相信，這麼做只是爲了打開我們的心，去容納更多的愛？如果能允許這種眞愛進入我們的意識，即使只有一點點，我們也會全然地改變，甚至一些以前認爲做不到的也變得可能。而因爲脫胎換骨了，我們擁有更大的胸懷去愛，我們的未來也充滿了新的可能。

源淼常說：「飛吧！和愛緊緊地在一起。」這其實很簡單，只要我們放下任何「不屬於」自己天然本性的東西。我們必須釋放累生累世所背負的包袱，這些包袱在不知不覺中成爲自己的一部分。不要再認爲負擔是有價值的，放下吧！或許有人會說，這是我的一部分，它們是很寶貴的，但其實這些虛幻的過去從來沒有眞正的價值，而且容易讓我們分心，不能好好地活在當下。我們花太多的時間回顧那些虛幻的過去，而忘了我們曾經那麼單純、那麼無牽掛地遊玩嬉戲於宇宙天地之間。我們是可以重回童年時光的！

我從自己的經驗中學習到，當我們找到眞愛的時候，要全然地關注並珍惜，要全然信任、毫無恐懼地接受它的帶領。不論表面上看來是好的、快樂的、痛苦的、悲傷的，都要全然地接受，因爲這些都能讓我們成長。我現在已經很少感到悲傷，對我而言，能跟著源淼學習就是我此生最大的榮幸。希望我的故事對你能有一些啓發，並且希望你也能有機會遇見源淼。我衷心地祝福你的旅程充滿了愛。

我是一個偉大的歌唱家

David Holland（美國，提孚隆，設計師）

到聖塔莫尼卡的路上，源淼一路輕聲吟唱著〈觀世音菩薩〉，我因而學會這首梵唄。當時我並沒有意識到，這首歌其實是她的生命和脈搏；隨著時間流逝，這首梵唄也將成爲我生命的一部分。

我和幾個好朋友在瑪麗瀑參與一個由源淼指導的週末閉關，那是我第一次見到她。我們坐在山坡上，面對著廣闊的海岸線和地平線，她要我們每個人爲這個世界奉獻上一個「嗡」的聲音。我們幾個是有點憂鬱、靈性但不傻的人，當我想像這樣一個神聖音節應該具備的音質，並試著從喉嚨發聲時，我的聲音卻顯得無力、沒有勇氣和信念。

但那次，源淼讓大家有個奇妙的體驗。讓我們試著走出自己的世界，走進她的世界，而這正是我所渴望的——一個轉化的經驗。在屋外的平臺上，源淼帶領我們進入喜樂和輕鬆的狀態：我緊閉雙眼，不斷地奔跑、旋轉，不斷地告訴自己要相信、放手。我感到自己幾乎要飛出身體，不久後跌坐在地上時，源淼走過來低聲地對我說：「非常好，地球可以給你療癒。」後來，源淼告訴我們：「只要百分之百相信，沒有懷疑和恐懼，你們就可以開悟。」她的話語那麼簡單，卻深刻又有力。人們常說，你不可能告訴別人實相是什麼，要知道什麼是實相，必須透過個人的親身體驗，無法用語言來表達。在源淼的引導下，我體驗到了那個當下的實相，而這件事的意義將展現在我以後的生命當中。

過了一年後，我和呆呆有過一段談話，直到今天我都還記得。她說：「在遇到老師以前，我不會唱歌，但現在我的喉輪已經打開了。」呆呆是個有絕對信仰和奉獻的人，她的經驗非常鼓舞人心。如果你曾經聽過呆呆的歌聲，你一定會知道她的聲音就像鐘聲一樣清晰有力，她發聲時，氣非常長久。這是一個令我振奮的訊息，讓我知道自己有進步的可能性。

我開始吟唱〈觀世音菩薩〉，在洗澡的時候，在肯定沒有人能聽到我歌聲的情況下。兩行字，二十三個音符，很多重複的部分，看似簡單，我卻總也記不住旋律。我錄下源淼的唱誦，對我很有幫助，但是爲什麼她的聲音總是那麼甜美和諧，而我的聲音總是五音不全？甚至連我自己聽起來都覺得彆扭。

每次藍珍珠工作坊聚會時，不管源淼在不在場，唱誦成爲我們必練的內容之一。唱誦的時候，我都不敢大聲唱，有時很洩氣，但我還是心甘情願地練習，慢慢地，我開始習慣自己的聲音。唱誦練習了一段時間後，源淼要求我們每個人都要站出來，在大家面前獨唱。淋浴時唱走調是一回事，在一群人面前獨唱又走調，那就是另一回事了。我想起六歲讀一年級時的一個老師，他在學校集會時要求我只朗誦歌詞，而不讓我唱歌。我一直記得這件事，也記得那首歌，在我以後四十年的歲月裡，我從沒有唱過一首歌。

我對源淼的教法有很大的信心，在老師慈愛目光的鼓勵下，輪到我時，我站起來就直接唱了。儘管當時我的聲音聽起來像「蚊子叫」般微弱，對別人也許是娛樂大過於激勵，但是敢站起來，並在大家面前開口，這件事對我來說就是個進步了。

唱誦成為我修行重要的部分

有一天在客廳裡，我們這些「珍珠」們隨意地坐在地板上，源淼要我們閉上眼睛，只是單純地呼吸。那是我第一次聽到她唱誦〈綠度母梵唄咒〉：「嗡、達列、度達列、度列梭哈。」她的聲音是那樣空靈舒緩，在空氣裡輕輕地滑動著，讓我聯想到在蘇格蘭的草原上，薄霧輕輕覆蓋著的一片翠綠。她輕聲吟唱了很長一段時間，讓我感覺到自己生命中一些粗糙的稜角被撫平了。我煥然一新，並且知道這將是我的另一首「保留曲目」。

令我驚訝的是，這首綠度母梵唄更容易掌握，是我有段時間最喜歡唱的。直到有一天，源淼用不同的版本去唱，它的調子變成了現在這樣輕快活潑的樣子。雖然它的高音對我來說高不可及，但是我發現自己居然用假聲在唱。新版本的綠度母梵唄對我來說，有一種抑制不住的喜樂能量，儘管我還是會稍微走調，卻仍然不由自主地放開喉嚨跟著一起唱。梵唄的唱誦已有千百年的傳統了，透過唱誦梵唄來召喚神靈，使我們在修行路上得到護佑，同時連結我們的過去和未來。

二〇〇九年，我有幸被邀請和源淼一起到中國，參加瑜伽工作坊，並到五臺山旅遊。有一天，源淼要我對其他的瑜伽學員說幾句話，我大概介紹了自己的背景，並告訴他們，能夠遇到源淼是我的幸運，而我也因爲可以完全接受她的教法，使得自己的生活變得更豐富、更充滿活力和喜樂。我告訴他們，老師已經給了我這麼多對於生活的禮物，我也想給他們一個禮物作爲回饋。然後，我就用中文唱誦〈藥師佛〉（雖然很多發音不準）。當學員們慢慢聽出我在唱誦中文〈藥師佛〉時，很快就有幾十個聲音一起加進來。雖然他們可能沒注意到我的走調，和我不夠標準的發音，但是他們對我的努力給了肯定和讚賞。

唱誦漸漸成爲我修行的重要部分。當我以全身心去唱誦時，會覺得自己和梵唄的振動共鳴。全身心是指當我唱誦時，唯有唱誦，沒有雜念，所有的雜念都被聲音取代。它的作用是使能量得以淨化、澄清和強勁，並且立即見效。

比起一開始唱誦時，我現在的聲音不再那麼不和諧，但聲音並不是問題關鍵。現在不管自己的聲音聽起來如何，我都可以自由自在地唱誦。我了解到，聲音應該是從內心發出來的，那裡也是聲音力量的來源。到現在，我的聲音還是不夠圓滿，但這對我來說是一個禮物，它不斷地提醒我不要把自己看得太重。

有一天，源淼突然宣布：「我是一個偉大的藝術家！」然後在非常短的時間內，以及幾乎沒有受過訓練的情況下，源淼開始創作一系列畫作。她的創作是自然流露，非常精緻、流暢、充滿活力，並以豐富的色彩來表達自己的喜悅。我不只是讚美她畫作的藝術性，讓我感到敬畏的是，當一個人能夠眞正地接觸並使用自己的潛能時，這個人的願望和他的外在世界就會統一。

和源淼有些相似——但也許還沒有像她對自我如此肯定——我也要宣布：「我是一個偉大的歌唱家。」

唱誦是我想做的事，爲我自己唱、和朋友們一起唱，只要源淼有要求，我隨時都會唱。現在我的聲音可以使她眼中充滿淚花，但我敢肯定那是歡喜的淚水。她叫我「帕華洛帝」——如果你碰巧聽到我唱歌，你就會知道爲什麼了。從不會唱，到即興歡唱的整個過程中，我的恐懼和強烈的自我意識被消融了，正面積極和喜樂的生活狀態，使我得以釋放和保持它。

修行麻將天后

Peggy Koop（美國，馬林郡，商業分析師）

源淼老師在一個朋友家裡會見了我們一群人。我們圍坐在客廳的地毯上，她看了看四周，又看著我們，說道：「你們都背著太多的鞋子，背著那麼多的鞋子在疲於奔命。」她邊說邊比畫著我們肩挑扁擔，上面還掛著一雙雙綁在一起的鞋子的模樣。「這些鞋子包括你們的憂慮、恐懼，對生活中各種情境的反應，以及許多概念等等，因爲你們都認爲自己很有能力。」她還說了一個駕船過河的故事：「當你過了河，上了對岸的陸地，你不會還帶著船走，因爲你已經跨越了。你不需要船，它已經功成身退了。現在你已經在陸地上，應該放下船，繼續往前走。這些鞋子代表過去的思想、心理結構和生活態度，它對過去的某一段時間是有用的，但是現在要丟掉它，因爲你們已經超越了，留著它對現在和未來都沒有用處，可能還會成爲負擔。」

四個好友的麻將學習之旅

大約過了一年後，一個朋友對我們其他三人說，源淼建議我們四個人學打麻將。我的朋友去買了一副麻將，在我們開始玩之前，我上網看了看規則，很驚訝地發現有那麼多不同的規則，因爲我玩過的遊戲裡，幾乎都只有一條規則。我大概看了一眼，想知道哪一種最適合初學者，然後列印出一組看起來比較簡單、適合新手也適合美國人玩的規則。

然而，我們很快就發現這些規則很難讀懂，大家想盡辦法要弄懂那些基本的意思，很有挑戰性。我記得我當時分不清「碰」和「槓」，記不住碰是三張牌，槓是四張牌，更搞不懂應該順時針或逆時針方向來開門拿牌。東、南、西、北、中、發、白全都是中文字，我們無法認清它們，於是大家開始做小抄，把中文字「畫」成圖，再寫上英文。像一萬到九萬，我們就畫出一到九的圖畫，在旁邊加上英文編號，例如四，看上去像一個火箭底座；五，看上去就像一棟房子等等。我們還使用聯想法，例如「西」，看起來像一部電視機，可以聯想到來自美國「西」海岸加州好萊塢的電視節目。「認字」過程中，我們的中國朋友還教我們用中文唸出每張牌，於是我們又多了一張小抄，上面寫著中國字的發音。不用說，當我們四個人一坐下來，一堆小抄在我們手邊，隨時翻著提供參考。

眞是有趣極了！我們都立刻喜歡上打麻將，但當要「算」番的分數時，似乎有點令人生畏。做爲初學者，我們很難記住什麼是「一般高」（兩副相同的順子），什麼是「大姊妹」（三色同順），更不懂得戰略。爲了讓遊戲可以繼續，我們建立起自己的另類規則。通常我們會先討論，讓自己容易記住和運用，如果當中又有新的疑惑，還會來個臨時協議，並把這些「疑惑」的遊戲規則記錄下來，去詢問我們經驗豐富的麻將教練們。後來這些朋友笑著說，我們玩的是自己「瞎編」的規則。

那時我們一邊研究遊戲規則，玩的進度非常緩慢，因爲我們都希望贏。每個人都要從記憶或小抄中參考，然後仔細分析有利於「胡」的可能性。要保留這張牌？或是丟出去？有時候，一個人拿進牌和丟牌出去的過程會需要一段痛苦又纏綿難捨的時間做抉擇，其他三家的人不禁想著，可能需要給他一整晚的時間來考慮。因此，有幾次我們還眞的嚴格執行思考的時間限制。

打麻將要持續地拿牌和丟牌，形成不同的漂亮組合，才能喊出一聲：「Hula——胡啦！」（和啦！）每個人都想在牌桌上擊敗他人，這似乎很正常，但是在遊戲中，我們都看到自己競爭的天性。而我發現自己打牌時很緊張，且不會放鬆，甚至脾氣會變得不好，總覺得有些受挫。此外大家都察覺到，當別人拿到一張正是自己需要的牌時，自己會顯得脾氣焦躁，也會害怕自己丟出的牌待會兒又需要了，更擔心丟出牌時，反而幫對手擊敗自己。在這個遊戲中，沒有人想輸！

我們四個好朋友都心情緊繃地玩著遊戲。有時討論規則時，我們會顯得有些強硬；有時認眞玩了大半場，卻經常在接近贏的時候痛苦地輸了。其中一個朋友也說，有人贏的時候，本來大家應該拍手祝賀，但有時反而會發現自己有不舒服的情緒。在這樣一個小小的遊戲環境裡，我們清楚地聽到自己對剛才丟錯牌的懊惱，或注意到輸了之後，講話的聲音會不自覺地提高，「看見」自己在牌桌上並不美麗！

在牌桌上的行爲、態度，代表我們每個人都會以這樣的方式活在未來的生活中，我們都希望自己看起來是優雅、成功的，不論做什麼都不會是輸家。當遇到生活中其他各種狀況時，很明顯地，我們都是同樣的情緒——和打麻將的行為、態度是相同的。

值得慶幸的是，經過幾番周折，我們都有意識地開始改變自己了。

但是，幾乎在我們稍微進入狀態，似乎有點知道怎麼玩的同時，我們的「老麻」教練們就會給出另一個不同的規則讓我們玩。這讓好不容易開始有點信心的我們感到挫折，因為必須放下剛玩順手的規則，從頭學習全新的規則。不過，這樣的想法會讓我們只停留在一種固定方法上，變得習慣成自然。其實，每次的新規則都能幫助我們保持一個「初學者的頭腦」，拓寬我們的視野，而且每次新的討論也都會給我們一個新方向與新思考。

教練不讓我們自滿於「熟能生巧」，還教我們要「開心」地放下熟悉的規則，同時「樂呵呵」地接受新規則的挑戰。我們看著幾個「老麻」用新規則「現身說法」地玩著，心理上也就很快地調適過來。從某種意義上來說，改變並不意味著失去我們所知道的，而是擴展我們的技能，獲得新趣味和新技巧，來幫助我們超越自己的邊界。我們理解到：這是和自己的「極限」在玩。

打麻將把問題和麻煩解決了！

意識被更大地提升，是在源淼錄製「瑜伽茶」ＤＶＤ之後。ＤＶＤ裡有一段是她在介紹麻將不為人知的意義，當時我們四個人被邀請「打著麻將」當「背景」。停機後，她用英文開始解釋麻將深奧的含義。她說，「麻」是指「如亂麻」的麻煩或障礙，「和了」是指解決了，所以打麻將的意義是指「把麻煩或問題解決了」！

她解釋，麻將裡像竹子的「條」（索），是中國古老《易經》的爻卦演變而來，代表從生活規律中產生智慧；像圓點的「餅」（筒），代表道家傳統——一餅的單點代表虛無，接著二餅的陰陽出現，一直到九餅，代表九九歸一的完整性；「萬」字代表「有形」的開始，也代表豐盛富足。此外，還有「四風」的東、南、西、北，代表四方；「三元」的中、發、白，「紅中」在四方的中心，代表熱忱，也是「四風」的助燃物，「白板」的白板塊代表地球母親的母性能量，「發財」的綠色則代表生機及創造力。

麻將牌疊好、準備開始的四道牆內，是個能量場，每個玩家拿足了十三張牌，就當作是每個人的「麻煩障礙」，在拿牌和丟牌的回合之間，代表玩家進入古老微妙的能量中。源淼說道：「打麻將的本質是爲了創造和諧。玩家們從自己手上那不和諧、排列不順的組合中丟掉麻煩障礙，最後玩出和諧順暢。有人贏了，是因爲克服障礙，創造了和諧。」以這樣的理解來學習麻將，讓我們認爲這個遊戲非常値得去「玩」。

源淼告訴我們，麻將遊戲具有自我療癒及創造平衡的能量。她還說：「你們不但可以療癒自己，還可以幫助療癒這個世界。在『洗牌』的過程中，心裡想著這是個和諧的遊戲，不是競爭，生活中所有的一切都被療癒在和諧平衡狀態裡。」我們深深明白了其中道理，徹底改變當初開始打麻將的心態，甚至想要讓別人「和（胡）牌」，讓別人的生活更和諧平衡。贏牌漸漸變得愈來愈不重要，我們都看見自己在生活中的明顯改變。

我們四個人都發現，不只是在打麻將時，我們甚至在日常生活與工作中也不再總想要證明自己，因而降低了許多我們自以爲是的競爭優勢和內在的緊張。我們變得更容易與人相處，也更合群，同時減少了對別人的批評，降低了對人的防衛之心。有個朋友說，放鬆自己後，發現朋友們更喜歡這樣的她。最近她剛結束一個工作的合約，馬上就被重新雇用為另一項職務的負責人，因爲大家都希望能跟她這樣的夥伴一起工作。

另外，在玩的過程中，我們漸漸成了一個團隊。我們不再只爲自己，變得更能欣賞對方，彼此的友誼也更穩固和融洽，即使不是在打麻將，我們彼此之間的信任和支持也持續地增長。這是一個很重要又很有價值的提升。

學會了隨緣

如果想成爲一個「偉大」的麻將指導教練，在打麻將時需要具備哪些「超然」的特質？其一，如果你一直拿進不想要的牌，卻停在原來的「策略」上，總是等著需要的牌來「和」（胡），幾回合下來，就會因爲自己的執著而來不及改變策略；其二，連續丟出幾張牌後，才發現應該全留下來；其三，想「吃」的牌總是被別人「碰」掉——遇到以上所有的現象，你都只能保持心平氣和，眼睜睜地看著，心裡還要坦然地想：「隨緣吧！」

一開始打麻將時，我們就發現了自己面對以上情況時的反應，明顯地覺察到自己內在的弱點。我們發覺自己似乎很難不升起一連串負面的情緒，有時還帶著微怒和痛苦感，後悔剛丟出的牌拿不回來，或是立刻發現留了一張看錯的牌。太多的可能性連續發生，經驗到不同層面的挫折感、後悔、怒氣，甚至知道這些是負面情緒，卻還持續讓它們惡化。但是隨著打麻將的「動機」不同，我們漸漸減少負面情緒，加強了相互療癒的作用。我們藉著一遍又一遍打麻將的經驗，也愈來愈不執著，臣服於各種情況。雖然還沒完全地放下，但是我們卻愈來愈放鬆，打牌時笑聲此起彼落！

我們把遊戲中學到的放鬆和耐心慢慢帶到日常生活裡，發現自己在其他事情上也都減少了執著，而且變得更加平靜，工作時情緒可以保持平和，讓我們少了壓力，也不容易氣餒，感覺工作上的障礙好像都很輕易就能解決了。

丟牌取牌中領悟取捨之道

我們有時會和「老麻」教練們交流學習，發現他們很容易把原來想打的「牌相」（組合）拆了，毫不猶豫地把不留的牌丟出去，不像我們總想強制地「做成」一副漂亮又能贏的好牌。源淼教我們要隨順著拿進來的牌，立刻決定是留是捨，或轉換「牌路」。原來，我們都還持續了一段時間，一直停在概念裡堅守牌路，捨不得丟牌，也覺察這是自己的習氣。我們多麼容易墨守成規地重複自己的模式，習慣性地走「前一把」胡牌的路子，而沒有注意到那已經不適用於手上「這一把」牌了。甚至有時候丟牌時，手停在半空中，眼睛看著其他的牌，以備「彈簧手」隨時可以拿回來。直到領會了「隨它去吧」，減少「難分難捨」的感覺後，才知道該何去何從！我們學到源淼的教導：用不著的，就理性地「放下」。以打麻將的形式練習看破、自在、放下，能拿能放，練的就是取捨之間無執著。

「放下」才能保持遊戲的流動，「老麻」教練們說，不用思考太多，就是「玩」。在「放手」的過程中看見自己太多的分析考慮後，我們開始重新以「相信」的方式繼續玩，相信自己的手有「感覺」取或捨。有時不知道自己爲什麼丟掉這張牌，但是我們學到「丟了就不後悔」。這種特別的「麻將教法」，可以幫助我們警覺和調適工作、生活上的各種習氣，懂得「中道」的彈性，不預設未來，只活在當下。

透過學習與突破，我們終於能打出更多「漂亮」的牌，也開始看得懂教練們爲什麼能胡牌卻不胡牌，只爲了玩出一個「大三元」（中中中、發發發、白白白）、「大四喜」（東東東、南南南、西西西、北北北）。這種高難度又難得一見的「藝術麻將」，我們眞的大開眼界了！

快樂打麻將，覺知過生活

學習麻將的過程，提供我們一種「另類的學習方式」，藉由無數次的自我挑戰，讓自己變得更年輕、更信任、更有趣味、更熱中於不斷地改變和提升。我們感謝源淼的另類教導。

剛開始學習麻將時，並不認爲是多令人興奮的遊戲，只覺得是學個新的遊戲技巧罷了！現在我們知道，原來自己得到了這麼令人驚喜的美妙禮物——在遊戲當中，轉化提升了自己。

讓每張牌展現它的存在，不加上人爲的強烈認定：某張牌一定要放在必須的位置上。相信並隨順每張牌來去的因緣，來了不執著，去了不後悔。離開了牌桌，麻將的教導進入日常生活當中，讓我們認識到，原來過去留了很多折騰自己的舊鞋子。今後我們會繼續快樂地打麻將，繼續有覺知地生活！

我愛吐寶鼠

Denise Williams（美國，馬林郡，軟體專案經理）

我就是在《姥姥的靈悟天書》裡被提及與吐寶鼠有過「衝突」的人。

我很幸運地曾和源淼一起到紐約郊外的伍茲塔克閉關——我用「幸運」這個詞毫不誇張。通常「幸運」的意思是運氣好，尤其是在財富和成功方面，而與源淼一起閉關，讓我明白了什麼是眞正的幸運。

一切的發生都是好的

二〇〇五年十二月三十日下午，我們一行五人從紐約出發，驅車前往伍茲塔克。一路上，我們一邊欣賞車窗外的風景，一邊自由自在地唱誦著梵咒。在此之前，我們幾人都不曾和源淼出遊過，也從來沒有到過伍茲塔克，每個人都有一種新奇、興奮的感覺。源淼給我們的新年禮物是一句話：「一切都是好的，所有的發生都是好的。」

當我們接近伍茲塔克時，源淼說她想上山看雪。儘管當時山裡空氣清冷，溫度只有攝氏零下一度，但整個天空呈現半透明的粉藍色，絲毫沒有要下雪的徵兆，而且地面一片土黃色，光禿禿的，一點也沒有白雪的痕跡，我很懷疑源淼看雪的願望是否能實現。

我們下榻的地方是一間景色優美的小旅館，坐落在河岸邊，河水在深冬裡緩緩地流動著。我們預訂了一大一小兩個房間，抵達後由於我急需使用洗手間，而較大的房間還沒有準備好，所以我就匆忙地衝進了較小的那間……

我掀開馬桶蓋子就坐了上去，突然間，我覺得有什麼東西在下面不安地蠕動。我跳了起來，仔細一看，一隻琥珀色的小老鼠正蜷縮在馬桶蓋下，下半身浸在水中……

瑟縮發抖的小老鼠凝視著我，充滿了困惑與懇求。我立刻拉上褲子，衝進房間。

「馬桶裡有隻老鼠！」我尖叫著。這件事如此突如其來，我頓時不知是否該相信自己的眼睛，甚至還懷疑是否因長途旅行的興奮，讓我產生了幻覺。剎那間，我覺得很晦氣、很掃興。

「多好的新年預兆！」源淼喜悅的聲音打斷了我的胡思亂想。她喜氣洋洋地微笑著，並張開雙臂，彷彿要在這個吉祥的時刻擁抱我們所有的人。源淼說「這一隻老鼠」象徵著：在新的一年，我們的財運會走高，尤其是我，因爲是我先發現了這隻老鼠。我全神貫注地聽著，心裡的不安慢慢消失了。

源淼告訴我們，西藏的唐卡裡有財寶天王贊巴拉（唐卡是諸神、佛、菩薩、歷史人物、神聖符號等的畫像，通常由佛教寺院的僧侶用掛毯製成），贊巴拉手中有一隻會吐珍寶的老鼠。後來，我才得知贊巴拉相當於印度的財神爺——象鼻天王。

第二天下午，也就是二〇〇五年的最後一天，雲層開始變得密集。因爲源淼渴望看雪，我們對這突如其來的天氣變化並沒有感到太驚訝。在開始下雪前，紐約的天空呈現一片鉑金色；雪花飄落時，我們正在小鎮上分頭行動，飛快地搜索一家又一家的工藝品商店和畫廊，爲彼此選購新年禮物。

晚餐後，我們聚集在較大的那個房間裡，準備開新年晚會。我們幾個學生都不知道晚會將如何進行，不知道像源淼這樣的人會如何過除夕。源淼讓我們盤腿坐在房中那塊色彩濃重、古樸的針織地毯上，圍成一圈，然後她啓動高昂的梵音，我們跟進，唱的是〈觀世音菩薩〉。

我們一邊唱，一邊跳，一邊笑，吹著喧囂的小喇叭、揮舞著各式各樣的玩具，彷彿一群吵吵鬧鬧的孩子，整個房間因爲我們的載歌載舞，顯得充滿光明。午夜時，我們交換了下午爲彼此淘來的寶：香味肥皂、手工玻璃製品，以及各種顏色的絲巾。

最珍貴的禮物，是源淼給我們每個人的一個小小的、亮晶晶的琺瑯雕像。雕像中空，裡面放著一個吉祥物。我收到的吉祥物是一隻綠色的、有著會發光的紅眼睛的小青蛙。我從來沒告訴過源淼，我與青蛙的緣分匪淺。後來我也在一個古老的中國傳說中得知，青蛙代表幸運、榮華富貴。

隔天早上，二〇〇六年的第一天，我們到伍茲塔克郊區的噶瑪三乘法輪寺去參訪。寂靜的主殿堂裡有一尊巨大的佛像，我們在那裡靜坐、祈禱、感恩生活給我們的祝福。源淼指著裝飾殿堂的唐卡和畫像，讓我們注意裡面橢圓形的寶石。「這些都是藍珍珠。」她低聲而虔誠地說。

我們讓自己沉浸在大殿的靜穆中，然後去逛位於大殿出口的禮品店。由於我家到處都是唐卡和佛像，我原本不打算再買什麼新的東西。「如果有源淼講的贊巴拉的唐卡就有趣了。」我心裡想著。但是因爲從來沒有見過這樣的唐卡，我立即打消這個不切實際的想法。

然而，我還是不由自主地看著掛在禮品店的那幾十幅唐卡，有佛、天神、天女、本尊、空行母和度母等。突然間，就在我面前的牆壁上，贊巴拉唐卡在閃閃發光！這是一張大幅唐卡，贊巴拉眼神鋒利，騎著雪獅，左手輕輕握著一隻藍色的吐寶鼠，勝利的旗幟飄揚在他的頭上。我買了這幅唐卡嗎？當然，我買了！當我告訴源淼我的「成果」時，她絲毫不驚訝這罕見的唐卡居然會被我發現。

伍茲塔克之旅後的幾年裡，源淼告訴我們更多關於贊巴拉唐卡裡的細節的象徵意義：最上面是大鵬金翅神鳥「迦樓羅」（Garuda），以金線繡在四邊深藍色織布上的是鳳凰。金翅鳥與鳳凰是相同的，是一不是二。源淼告訴我們很多次，二十一世紀是鳳凰世紀，鳳凰是一種神鳥，每千年自焚一次，然後從灰燼中重生。想到現在的經濟危機，以及自二○○○年以來不斷的天災人禍，我覺得這可能是鳳凰世紀的特點。

愛上真正的財寶

就個人生活而言，我已經歷過好幾次的經濟重創。但是，彷彿鳳凰一樣，我每次都能從自己的灰燼中重獲新生。知道吐寶鼠後的隔年，我就賺到足夠的錢，償清了巨額的信用卡貸款。這筆債是自二〇〇一年九月十一日之後因爲生意愈來愈差而累積起來的，已經讓我不堪重負多年了。

我經常會依照源淼的教導，向贊巴拉祈禱：

「神聖的贊巴拉，我相信祢，我信任祢，我知道祢會幫助那些虔誠修法、追尋眞理的人。請指引我，給我力量，增長我的能力。我的祈禱不是爲了個人私欲，而是爲了更能服務他人。請幫助我清理業力，清除障礙。」

當我初次接觸贊巴拉唐卡時，我注意到的是吐寶鼠吐出的很多珠寶落在一個金盤子上的畫面。漸漸地，我愈來愈專注於那最珍貴的珠寶——藍珍珠，因爲多年來，源淼一直教導我們關於藍珍珠的深層含義。

她的教導幫助我調和了表面看起來截然相反的兩件事：對物質生活的追求和對精神生活的渴求。我甚至開始熱愛我的過度消費傾向，因爲它提醒了我，無論我積累了多少物質，我那追求更高自我的渴望仍未實現。

寶珠，在藏語中被讀作「嘛呢」（中文翻譯成「摩尼」）。佛教中最廣爲流傳的一個梵咒，是觀世音菩薩的六字大明咒：「嗡嘛呢叭彌吽」，意思是蓮花上的寶珠。源淼最喜歡講一個她與一位（美國）音樂家一起工作的故事：當她吟唱「嗡嘛呢叭彌吽」時，那位音樂家聽成了「Oh, money buy me a home.」（喔，錢買給我一棟房子），因而認爲源淼的教法很有現實意義。這個故事讓我意識到自己在追求靈性成長時，也偷偷地期盼著物質的豐盛。

但是源淼說，蓮花上的寶珠——藍珍珠——象徵我們的靈性處於物質世界的污泥而不染。透過她的教導，我學會了不再對物質的賺取執著，而愈來愈珍惜那眞正的財寶，那無限豐富、最珍貴的摩尼寶藍珍珠。

現在，每當聽到源淼自編自唱的歌曲〈藍珍珠〉時，我都被深深觸動。我深切地感恩源淼以慈悲與智慧來引導我們，她讓我知道自己是如此幸運，時刻沐浴在內在永恆的藍珍珠的光芒中。

藍珍珠，藍珍珠，無限祝福，摩尼寶珠；
藍珍珠，藍珍珠，我心中的，摩尼寶珠。

梵音啓動拙火帶給我喜樂

沈羚（中國，北京，藝術相關行業）

二〇一一年九月二十六日，彷彿受到一種神奇力量的驅動，我辭去了工作。不知爲什麼，「工作、賺錢」這件事讓我備感焦慮和痛苦。二〇一一年九月二十七日，是非凡的一天，因爲「藍珍珠」與我有了平生第一次的對話。

那是個平靜的早晨，我只想出去走走。我乘坐著地鐵，望著車窗外，不知道該去哪裡。我不清楚自己接下來該做什麼。

「生命的本質就是歡樂、舞蹈。」耳邊突然有一個溫暖的聲音響起。

「那人們爲什麼會這樣痛苦、焦慮、不安？」

「無明。」突然又有聲音響起了。

「你是誰？」

「我就是你，有什麼問題你可以問我。」

「我可以看到你嗎？」

「你眼睛所及之處都是我。」

「我怎麼知道這不是我在自言自語呢？」

過了一會兒，我不知不覺地走到一張巨幅廣告前，腳步停了下來。

「你看到我了嗎？」

我抬頭一看，驚喜萬分，那不是藍珍珠嗎？

「你就是藍珍珠?!是嗎？」

「是的，可以這樣說。」

過了一會兒，在藍珍珠的指引下，我來到一個大的電視螢幕前，腳步又再次自動停下來。電視裡正在播放一則礦泉水廣告。

「帶我到這裡做什麼呢？」

「看！」

忽然間，螢幕出現一則廣告：

你的生命是屬於你的，

別讓它沉沒在灰暗裡。

睜開眼睛就會看到方向，
透著光明的方向；
光可能微不足道，
但足以劃破黑暗。
睜開眼睛，
造物者就會賜給你機會，
感受它、把握它。
最終沒人能戰勝死亡，
但你能用精采的人生打擊死亡，
你愈努力，光就愈是明亮。
在生命終結之前你得知道，
你的生命是屬於你的，
你就是奇蹟！
造物者也將以你爲榮。
「向前闖！」
見證屬於我們的時代！

廣告播完了，我的淚水已模糊了雙眼。接著，我繼續坐上地鐵。就在我準備下車的時候，藍珍珠說：「看。」我向右一看，一個女孩正低頭看著報紙，我也過去瞧了一眼，上面是兩篇影評。我馬上就要下車，便開口問那個女孩可不可以把報紙送給我。沒想到，那女孩竟然不假思索，欣然同意送給我了。

下了車，我仔細地看了那張報紙，上面刊載的是《永生樹》和《美女上錯身》兩部影片的影評。《永生樹》要表達的是一個哲學命題：我們從哪裡來？要到哪裡去？而影片所給出的答案是：天上人間，唯愛永恆。另一部《美女上錯身》則是一部有關穿越、重生的影片。

拙火啟動

二〇一一年九月二十九日，我上網時無意間得知源淼老師的《姥姥的靈悟天書》即將出版，立刻預訂了一本。十月五日上午，我收到了源淼老師的這份祝福。晚上吃過飯後，我沒有看書中的內容，就先迫不及待地聽起了隨書附的CD。聽到第三首〈龍吟〉的音樂時，我的身體突然發生了劇烈的搖動，我頓時感到天旋地轉，幾乎從床上跌落下來。我的意識告訴我，這就是「拙火啓動」。

接下來就如源淼老師在書中說的：「人的身體之道，猶如一部由宇宙的高明設計師所設計的電腦洗衣機，清楚地知道應該先做什麼，然後再做什麼，哪件衣服需要強力揉搓，哪件需要採用弱洗功能。」這是個神奇的過程：

1.我感覺有一種能量充滿了身心，出現發熱、發脹、發涼、發麻，以及身體旋轉、後退、舉手、抬腿等現象。我相信這就是我的身體在排毒，因爲源淼老師說過「那是一種化了妝的祝福」。

2.在拙火能量的觀照下，我的感官似乎也發生了變化——我的味覺、嗅覺變得非常敏感，哪怕是一點點的味道都可以聞到，飯菜的味道比平時吃起來更加濃烈。

3.我變得更加情緒化。

4.有趣的是，我從來沒有學過瑜伽和舞蹈，卻也因爲受到拙火的啓動，而跳起了「鳳凰奔日」的舞蹈。跳舞時，總感覺眼前有一輪金色太陽，一看到太陽就會不斷地流眼淚，悲喜交集。

5.如源淼老師所說，拙火的追蹤能力引發了「倒帶」作用。以前我經常喜歡哼哼呀呀、如兒童般唱歌，在這個過程中，那些情景一一「倒帶」再現，我見到了原本天眞無邪的我，而這個狀態又是無意識的。

6.拙火啓動一週後，我漸漸靜了下來，開始清理脈輪。夢中藍珍珠告訴我「從心輪開始」「觀想源淼老師」。我的嘴裡自動唸起「淼、淼、淼……」每次觀想源淼老師，我都在心輪感覺到一股強大的光包圍著我，並感到心輪在逐步放大，中脈很熱。

7.喉輪的清理是最難熬的，大約有三、四天的時間，我一直張著嘴不停地喊著「阿」字，感覺「針」在喉嚨裡面挑動著，不能睡覺，眞的嘗到了什麼是痛苦的滋味。

8.開發眉間輪的時候，我的眼睛會自動向上翻白眼，眼睛覺得很痛，並看到許許多多黑色的、不同形狀的光，有時則會看到無數的藍色星光體。

9.每晚大約一點鐘左右，靈能便再次開始自動啓動，我的手自動打著「金字塔手印」，放在臍輪與海底輪之間。氣流在身體裡旋轉著，持續一個多小時，便自動停下來。有時我會在夢中看見金字塔，有時我則在夢中從眉間輪穿越到宇宙那廣博浩瀚的空間，但刹那間，我又會回到現實。

10.眼前經常看到大拇指那麼大的白色光球，有時眨眼睛還可以看到一顆藍色的小光球。

11.開發臍輪時，手會很熱、很癢，並會用力拍打臍輪（無論開發哪個脈輪，手都會自動用力拍打著脈輪）。有時會看到遠處還有一個紅明點。

12.接下來的日子更加神奇，我每天的行爲舉止都是在藍珍珠的帶領下發生的。聽著老師的梵音ＣＤ，我也唱起了梵音。

13.有時對老師的思念感覺就像是對情人的思念，或說一種深深的眷戀。

在拙火啓動的過程中，我像一個觀照者，觀察、感悟著自己每天發生的一切。

老師的無相梵音

老師的梵音絕非一般的歌曲，所以不能當作一般的音樂去感覺、去聆聽，那是一種心的交流、智慧能量的傳遞，對我們的身心靈有很大的滋養作用。我每日的靜心都是借助老師的梵音，每次諦聽時，舒服地坐著，閉上眼睛，深呼吸，觀想老師盤坐在頂輪之上，身體周圍便充滿了溫暖、寧靜與慈悲。身體的各個脈輪在聽到老師的梵音時，就會自動呼吸、振動，每一個音所振動的脈輪都不同。

源淼老師的梵音是無形的，不落文字，具有宇宙高能量。因爲老師是具有特別的修持和願力的人，她發出的梵音自然具足了神奇的加持力。老師的梵音無法從書本上模仿而來，更不是作曲家能「創造」出來的。她吟唱的梵音是一個音節、一個聲音、一個單字或一組字，有時像雷聲一樣，有時如海潮聲，像「眞言咒語」，彷彿坐在喜馬拉雅山之巔。老師的梵音會帶你到達美妙空靈的境界，心靈愈深入，愈是寧靜，離老師的心也愈近。源淼老師的無相梵音屬於「此時無聲勝有聲」，是「大道語斷」之間的那個停頓，那個寂靜和無限之空。她的每個眼神、每個小小的舉手投足都帶著梵音的能量。在觀想老師的時候，她的眼睛就是藍珍珠，傳遞著無限的愛的能量。老師的梵音如同高頻率的超聲波，它的方向性、穿透性和折射性，可以對我們的身體產生不可思議的療癒作用。

上師像雪山一樣，只有在眞誠正信的日光照耀下，雪山上才會流下加持之水「加持力」如電流，有了它，我們這個「燈泡」才能發亮。當我們跟上師相應時，就能得到傳承內的加持力，很快就會生起一些特殊的覺受，並且能得到禪定與智慧。我的根本上師源淼是證悟了甚深空性的人，她的教法非常清淨，我深信修這個教法能達到究竟。唯有借助人間上師，我們才可能與宇宙的大能量達成共振，在修行的過程中慢慢成長，慢慢地改變心靈。我不斷地祈禱著，祈禱能早日與上師相應。誠如源淼老師所說：「梵音流入身體稱爲『瑜伽』，流入眼睛稱爲『畫』，流入耳朵稱爲『吟誦』，流入心靈稱爲『愛』。」源淼上師就是一個燃燒著聖火的火炬，她可以直接用她證悟的智慧之火點燃我們的心。

總而言之，源淼不是看的，不是聽的，不是模仿學習的，而是要用你的正心誠意去感受的。從去年的十月一日到現在，已接近一年了，在生活中，我只要遇到困難，就立刻觀想老師，奇蹟便會不斷顯現，事情總會如我所願。最近一段時間，我經常在夢中與上師見面，上師總是微笑地看著我，雙手撫在我的頭頂。我真切地感受到老師的智慧與力量把我帶到不可名狀的境界，在那個境界中，沒有頭腦，一切都是那麼清明、那麼喜樂，醒來淚濕枕巾。

我現在每日都在不斷祈禱能早日與上師相應，早日回到金色光明的家園。就在我寫這些文字的時候，眼前突然出現藍色小光球，忽隱忽現，外面的天空還出現瑞兆，彩雲如同一隻巨大的金鳳凰在天空飛舞，相信這一定是上師的加持。在此，我深深感恩源淼老師，感恩諸佛菩薩，感恩偉大的自性佛——摩尼寶藍珍珠！老師內在的光明和力量早已注入我的生命之中。對老師深深的感恩之心，我無法用言語表達，萬千思緒化作聲聲祈禱，每時每刻都沉浸在與老師相應的喜樂之中。

自在的呼吸即是瑜伽的本質

張瀚存（中國，青島，瑜伽教練）

源淼老師來中國舉辦第二次喜樂能量營的活動時，讓我坐在她身邊，對朋友們說：「看到瀚存讓我想起一首蒙古族民歌——〈哭泣的駱駝〉。」曾經的哭泣、曾經的執迷，在這呼吸的剎那有了清澈的迴響：爲著生命的洞澈，而那不是一個自私的選擇。

所有的眼淚，使我更明白自己是多麼不希望別人也如此哭泣。

一直以來，我願意將沉默當作自己眞正的朋友，助緣是——呼吸。

曾經在獨自靜修時，感受到作爲一切之創造者的榮耀，感受到萬事萬物是何其平等：生活用的水、火、器具以及路邊的草、山頂的樹、城市廢棄物、石頭、鋼鐵……都在舞蹈，承載著音律的魅力。那些時分，所有有形如氣息流動，生命除了呼吸，不知還有什麼能如此和諧微妙。

回到現實的世界後，我卻經驗著五花八門的攪擾。面對世間人情世故，我的行爲有時會讓人費解、無奈。完美主義傾向的我，一度驅策自己力求完善，極盡攀緣執取之能，呼吸變得拘謹造作。這樣的歷程也讓我切身感受到呼吸、身體、意識原本是一體的。

生活中平凡的瞬間，我放棄想像呼吸進入體內並流經全身的習慣，只是單純地讓自己去體驗呼吸的整個過程。一旦呼吸回歸自然，一份沉潛入內的安住便誕生了。

曾經有位老師熱情地敦促我說：「你沒扎根，一切都是空談。」於是，我開始用頭腦去理解「扎根」的意味──狂練功效強大的瑜伽，以清理脈輪；積極接受超負荷的工作，希冀在現實層面「扎根」。這段經歷讓身爲瑜伽老師的我幾乎忘了生活。爲了求好，我的表面功夫確實做了不少，但一個沒有眞正生活的人，往往無法體會到呼吸的美妙。我忙於不斷地迎合別人的善意勸告，一度忽略內心眞實的感受，不得自拔。現在回想起來，那時的身體極度憤怒，每當有意識地去觀呼吸時，得到的竟是猶如瀕臨死亡的窒息感。很長的一段時間，我沒辦法從事正常的工作、生活，整個人失魂落魄。

後來在源淼老師的開示下，我一次又一次地嘗試進入呼吸的過程，也一次又一次地陷入驚人的故事情節裡。我繼續持之以恆地觀看，不斷發現自己的散漫、洞見散亂。長時間的靜觀，有一刻體驗到：觀者的觀者，寧靜如出淤泥之蓮乍現。那一刻，我的生命圖景立刻充滿各種豐富的色彩，內在的喜樂奔湧而出。對我來說，這毋庸置疑地是瑜伽時刻，超越形式的瑜伽修練。

體驗到第九部功法帶來的甘甜

活著爲人，需要時時刻刻享受在呼吸裡；在呼吸裡，愛是可以被感知的。它伴隨著一陣風、一滴水、一炷燃香、一種清爽的感覺散落在我們周遭。我喜歡聽自己輕喘的聲音，好像愛人在耳邊低語；我也喜歡看家裡的鍋碗瓢盆、聽家常閒談。我認爲那情景就好像雨後彩虹，輕描淡寫卻豐富多采，猶如天神的氣息，懸浮天頂，映在心裡。

錯誤的靈修觀念一度讓我著了魔。我不再注意路邊發芽的樹，不再關心身邊需要情感溝通的親人，忽略對大自然季節轉換的欣賞，也放逐了自己愛美的心。除了開口閉口談能量之外，好像沒什麼其他樂趣。接受能量治療、上靈性課程、練肢體瑜伽、禪修、體驗各種靜心、點蠟燭、靜默省思、膜拜、祈禱等儀式化的活動，快速催眠了處子的眞，催熟了「神性意識」。雖然也受了些裨益，但沒有眞正生活的人往往無法體會到呼吸的美妙，一旦離開被思維定義的神聖環境，或心悅誠服的老師，現實生活彷彿就變成了問題戰場，只能在面對中大動干戈。

透過覺知呼吸，我愈來愈回到當下的狀況。自然呼吸是何等珍貴啊！我進入呼吸的流，不再企圖改變，不硬要創造特定的經驗，相反地，我追隨呼吸在身體內的運行，我願意去信任，讓它自由行動。這像靈丹妙藥一樣不斷療癒著我的身體，增強我的自信心和專注力。

身體的記憶根深柢固，即使對眞相有所覷見，我有時還是會習慣性地閉住呼吸。由於我是敏感體質，在無覺察時，各種雜亂無章的資訊會讓我墜入虛無縹緲的感覺中，頭腦、身體、心智像是在狂風暴雨中搖曳的扁舟，幾度被意識之海顚覆。

持續練習喜樂瑜伽的八部功法後，我輕鬆找到第九部「回歸自然」呼吸的方法。正所謂「大成若缺，其用不弊」，一套濃縮至簡的喜樂瑜伽實乃「負陰而抱陽，沖氣以為和」。習練它的過程中，我發現每一個呼出與吸入的氣息本源於恆常，取與捨也在吸呼之間天然均衡，根本無須掙扎，徒增困擾。其中姿勢的流動，反應出太極的密意。而天地之間本是渾然天成、巨大的合一祝福（Deeksha），我們完全可以借助專注呼吸，在定靜中與內上師、外上師、密上師連接，並接收加持灌頂。那一刻我發現：在呼吸的帶引之下，可以穿越重重霧靄，接受內在眞實的煉金石，所有的苦，亦有了甘甜的味道。

我想，這是一份內在智慧的流露，是求道者品嘗花香的滿足。

從故事中走出來，體驗完整的存在

我是個刻苦而嚴肅的學生，面對生命的困境時，我曾苦苦求教於源淼老師，以期得到肯定與指引。但老師很少用有形的方式伸出援手，而是用很多無形的方式開啓我。我也經常借助電子郵件來詢問、探尋老師的智慧。一是我本來個性就強，二是長時間受「冷落」，我也並不期待一定要從老師身上得到確鑿的答案，反而是在寄出電子郵件後重新閱讀的時刻，好像老師進入了我，讓我整個人自然地沉入輕鬆綿延的呼吸中，問題隨即消融，答案也呈現了。被這樣的經驗一次次地衝擊著，幾乎每次看信時，都會好好笑自己一番。

其實不只一次，我感受到源淼老師就像整片海洋，用寂默回應著我在現實中遭遇的各種課題。無論是帶著病體上課，還是行事的力不從心，透過放鬆的呼吸，曾經讓我與她有連結的體驗。可能很少人有機會看到老師冷靜、沉默的一面，但我卻分明體會到那份決絕的態度。對我，那是一份莫大的禮物。

有一次，我在極度失望中給呆呆老師寫了一封信，心裡知道不會得到任何確實的話語，也便安然地在自己的失望中發愣。那是一個夏末的午後，我在鄉村的巴士上，巨大的絕望感幾乎吞噬了一切，任憑車窗外陽光亮到晃眼，綠樹繁盛成蔭，無願望的我彷彿僅有在顛簸中維持呼吸的能力。突然在某個瞬間，眼、耳、鼻、舌、身、意頃刻浮現，覺知深深地瀰漫在空間各處，所有的一切頃刻「無中似有，有中似無」：機械聲轟響、車輪與石路碰撞、蟲鳴與人聲，空氣自遠及近、自近及遠透明地波動，風轉換了形態，持續與光纏繞穿透，味道是所有的味道，體驗著品嘗的可能與不能、未顯化與顯化、意識之海、空寂與鼎沸、整個宇宙的呼吸……我無法用言語描述那持續十幾分鐘的絕倫體驗，只能用流經腦海的片語來表達，當時流出的淚也便是所見的一切：樹葉、山風、大地、蒼穹、空。整個身體的每個微細胞都在顫慄中振動，我酥軟地坐在路邊的長椅上，感恩慟哭。整個存在清晰地湧動，反應在腦際的是「源淼」兩個字。

我願把這個覷見歸於一個個沒有緊抓的呼吸，也感恩喜樂瑜伽的實質可以滲入到生命的每一個片刻。

生活中很多的境遇讓我透過現實看到自己的不足，造作的幻相警示我不斷對痛苦的本質進行覺察與了悟。但此刻，呼吸幫助我從故事中走出來。

在物質世界的渦流中，源淼老師用耐心點亮我人性的優點，也照耀其中的弱點。她用沉默示現：眞正的慈悲是「不要求」。實際上，整個存在以無爲釋放著我的信念系統。

追尋源淼的過程，讓我有機會借助呼吸體驗到完整的存在（相信也是源淼老師的存在）。我的洞見是：敏感體質的人，即使充滿了聖人的性靈，培養出聆聽與接納的心態，卻唯有透過呼吸的帶引，方能消除心理與行爲的習慣，使外在的過動復歸內在的寂靜。

眞正的呼吸，無法脫離源頭；眞正的瑜伽，又怎麼可能在概念中達成？融入呼吸的刹那，是融入極豐富日常生活的瞬間，那是眞正的冥想。而無語中的呼吸，把我與老師的本質緊緊連接在一起，那是瑜伽。

喜樂梵唱，解開了束縛的靈性之光

田博書（中國，深圳，國際貿易人員）

每當想起源淼老師，心中就會湧出一股股的暖流。她就像漆黑海面上的燈塔，靜靜地佇立在那裡，指引我們前行的方向。

二〇〇九年，我住在中國最浮躁的城市，外表的平靜已經掩蓋不住內心的焦慮。那一年的秋天，我在網路上看到了源淼老師《輪迴轉世之約》的節選，讀了短短幾個章節，我就決定要看原版的書。記得那個下午，當我翻開書的第一頁，讀到第一句話：「當您翻開了這本書，不管是什麼原因，我相信這是一個重逢。在另一個時空中我們曾經有約，此時再見絕非偶然。」那一刻，我的眼淚奪眶而出，心裡的聲音反覆地告訴我：「是的，這就是重逢。」就這樣，開始了我和老師的緣分。

老師的書我前後讀了三遍，每一次都流淚不止，心靈從來沒有被如此洗滌過。書中平實樸素的語言，彷彿是述說給我身體的每一個細胞聽，它們都聽懂了老師傳遞的訊息。

二〇一〇年，我和丈夫有幸一起參加了老師的工作坊，學習了喜樂瑜伽，有機會更近距離地聽老師的教導，傾聽老師的梵音唱頌，感受老師的智慧、幽默和無盡的慈悲。上課時，老師忽如頑童，帶領我們又唱又舞；忽如手持寶劍的文殊菩薩，威嚴莊重，讓凡夫的小心眼無處躲藏。很多的體悟與感動無法用言語表達，心裡早已暗自許下承諾，一定要沿著老師的腳步前進，像老師一樣踏踏實實地修行，活出生命的大氣魄、智慧和喜樂！

梵音和喜樂瑜伽的力量幫我升起的內在智慧

老師說她是下猛藥的，這話真的沒錯。從工作坊回來後，我的生活起了翻天覆地的大變化，那個懷揣著「自我」生活的人，累得再也無法「演戲」了，我和自己的內在分開太久，忙碌的腳步不得不停下來。因緣際會，我和丈夫移居到了嶗山腳下的城市。嶗山是源淼老師曾駐足過的地方，當年她失去女兒時，曾想在嶗山結束她的生命，結果被高人指點。住在嶗山腳下，我和先生自然就經常會去看山、看水，發現嶗山的美剛柔並濟。以前看見美麗的風景，往往很想讚美，卻不知該如何抒發自己的情懷。自從向老師學習了梵音後，我們走在嶗山，就大聲地唱起〈靈愛之歌〉〈觀世音菩薩〉〈藥師佛〉〈宇宙母親之歌〉〈藍珍珠〉等所有我們從老師那裡學到的梵音。我們唱給每一座山、每一棵樹、小草、每一朵花、河流和大海聽。我知道天空聽見了，因爲它用雲彩繪出龍和鳳回應我們。那一刻，是怎麼樣的感動呀……

我丈夫更是喜歡唱頌這些梵音，他說他知道很多人需要聽到這些來自源頭的聲音，所以他每次進山必唱。經常有爬山的人或路邊賣茶水的人對他說：「小夥子，你唱得太好了，唱的是什麼啊？能不能再唱一首？」還有人被這喜樂的歌聲感染，也放情地唱上一曲。我們曾開玩笑地說：「如果老師再開演唱會，我們就可以去幫老師伴唱。」心愈唱愈開闊，愈唱愈喜樂，被捆綁的靈性之光也漸漸地顯露出來。

梵音的力量超越了宗教、種族和國界。有一次出差去印度，朋友邀請我去她家裡做客，酒足飯飽之後，朋友說我們來唱歌吧！她是印度教徒，唱了一首印度教的歌曲，而我毫不猶豫，張口唱的就是〈觀世音菩薩〉。當歌聲迴蕩在那間小屋子裡時，我們的心感受到同樣的振動。後來朋友跟我說，當我唱歌的時候，她感覺就像希瓦（Shiva，又譯成濕婆神）在她身旁。

除此之外，喜樂瑜伽也是我親近、熟悉宇宙本體「大我」的方式。每當我被負面情緒纏繞時，我會做喜樂瑜伽。本來心裡還盤算著只想做兩到三個動作，可是一旦進入狀態後，身體就會自動自發地做完一整套動作。做完後，身心不但非常恬靜清安，還會有內在的智慧升起，幫我掃除無明煩惱。

在看老師的第三本書《姥姥的靈悟天書》時，我和丈夫兩個人是每天你讀一小段、我讀一小段讀完的。讀的過程中有交流、有爭論，有笑聲，也有淚水。我們認爲重要的地方都夾上不同顏色的小紙條，以便再讀、再思考。書中的很多話依然迴響在耳旁：「你要修正念、正信、正思維、正精進、正力、正定，只要心正，事情就不會歪到哪裡去了！」「超越、超越，去到彼岸，那裡沒有煩惱。」「回來吧，回來吧，到源頭來！這裡只有寧靜和喜樂。」

就在我快完成這篇分享文之前，突然有一天，我感受到內心被喜樂的能量充滿，自然而然地從心裡唱出〈宇宙母親之歌〉，那時深深地體會到老師對大家的慈悲和愛。我在心裡輕輕地呼喚著：「親愛的源淼老師，請允許我和您一起祈禱；蓮花寶，請您賜予我們每個人正知——嗡嘛呢叭彌吽！」

「我比我自己大」的智慧與體悟

梁海東（中國，北京，金融業）

很早就讀過源淼老師寫的《輪迴轉世之約》，雖然被書裡的智慧所感動，但當時對老師的法沒有什麼特別興趣。過了一段時間後，去了一次工作坊，但老師沒來，只送給我們每個學員一句寫在紅布上的話。我得到的是「你比你自己大啊！——源淼提醒」，布上還畫了一個大笑臉。又隔了一年，終於見到源淼老師，還上了「生命藝術」工作坊，這次在工作坊玩得很開心。我與老師的這份緣看似不經意，但現在回想起來，老天的安排卻是恰到好處，隨著我心靈不斷成熟，與老師的緣也不斷地深入……

我與老師的關係雖是師生，但在我心裡，老師更像母親，讓我感覺很安全、想撒嬌，卻也有點敬畏（雖然老師說過，對神性要尊敬，不要畏懼，但我還是有點畏懼）。我覺得老師像母親，是因為在「生命藝術」工作坊的時候，老師在上面說著自己改編的繞口令，逗得大家笑個不停，我在下面卻愈聽愈委屈。當時我感覺自己像個一直在外流浪、受了傷的孩子，這個孩子因爲不願再受傷，只好假裝自己很堅強，假裝自己不會受傷。可是有一天，他突然發現母親來到自己的面前，這位母親雖然一直惦記著自己的孩子，可是她沒有責備孩子不聽話、不懂事，只想講個笑話來哄她最愛的孩子，讓他開心。而這個孩子終於見到了自己的母親，在母親面前放下所有的僞裝，一邊聽母親講笑話，一邊委屈地哭著。我覺得老師可能是最會哄孩子的媽媽了。

老師的教導讓我印象最深刻的，就是她常說的「我比我自己大」。這句話看似簡單，我卻覺得是老師教法中的精髓。

我能大到什麼程度？

第一次接觸到這句話，是前面提到我在工作坊上沒見到老師，但收到這句由老師贈予的話。當時我以爲自己懂這句話，因爲我知道我不是我的身體，我也不是我的情緒。但我到底比自己大多少？我能大到什麼程度？這都是我當時比較疑惑、卻也沒有太在意的問題，我認爲只要知道自己的佛性比現在的自己大就行了。

第二次對這句話有所領悟，可以說是機緣巧合，現在回想起來眞的是老天的安排。以前我接觸佛經，基本上都是看別人對佛經的講解，尤其以南懷瑾老師的著作最讓我推崇，因爲我覺得原經文與我們現在的白話文有點距離，我看不太懂，但其實南懷瑾老師在著作中也一直建議我們要讀原經。二〇一二年四月左右，我剛買智慧型手機，常上網找一些應用程式，看到了關於佛經的應用。正好我一直對南懷瑾老師提到的「華嚴境界」感到好奇，於是就在手機裡下載了一個「十大佛經全集」。全集裡有《華嚴經》和《法華經》兩本，原本想讀《華嚴經》的我，陰差陽錯地讀了《法華經》——就是《妙法蓮華經》。這一讀不得了，原來佛在這本經裡說的就是「我比我自己大」這回事（當時讀經的時候還沒有意識到，意識到是後話）。這本經裡不僅說我們比自己大，也提到我們比自己大多少、大到什麼程度，還告訴我們具體的「我比我自己大」的修行方法。

而第三次對這句話有更深的了悟，是在二〇一二年「生命藝術」工作坊的前夕與源淼老師的聚會上。這次聚會的時間剛好是我已經讀完

《法華經》，後來想想，似乎又是老天的巧妙安排。記得當天吃完飯後，大家坐在一起隨便聊聊，分享自己的感受。我談的大概是和老婆如何相處，以及對親密關係的見解。很多人也談到了親密關係、父母關係之類的話題，最後是源淼老師的總結發言。讓我意外的是，老師這次沒有鼓勵我們，反而批評了我們，大致是說我們平時都有很大的願心，可是遇到事卻又總是陷在小情小愛裡，在親密關係、父母關係、工作關係等各種身邊的關係中糾結。因爲關注的層次低，眼界放不開，創造的實相和生命的格局就不會太大。我聽到老師的批評後，心裡不是很舒服，但又理不清頭緒，有點不知所措，但我知道，這種狀態似乎是盲點就要被解開了。

回家後，老師的話一直揮之不去，以至於當天晚上都似睡非睡，好像老師跟我說了一夜的話。第二天醒來，我突然把「我比我自己大」和《法華經》的內容，還有老師在聚會時的批評連結起來。原來，我一直都沒有明白「我比我自己大」這句話的眞正意義，一直認爲自己很大，但那種層次也就只是平民和市長的關係，充其量也大不過總統，這就已經是極限了，骨子裡從來沒有把自己放在正確的位置上，又怎麼可能不在小情小愛裡打轉？其實，佛在《法華經》裡已經告訴我們自己大到什麼程度了，那就是佛在出生後說的：「天上天下，唯我獨尊！」

原本我以為我們對「我比我自己大」的認識並不是很重要，但當愈來愈了解的時候，才發現這句話是我們生命的摩尼寶珠，是生命的解碼器和金鑰匙，總之是至關重要。於是，我愈發佩服老師的法，眞是簡約而不簡單。

遵照「我比我自己大」做事的人，做的事情可能看似小，但結果會出人意料；不清楚「我比我自己大」的人，做的事情看似天大，但結果也會陷入小情小愛裡。懂得我比我自己大的人，為人處世認眞不當眞，可以玩起來；不清楚「我比我自己大」的人，認眞也會當眞，很難不執著。從「我比我自己大」的視角生活，會愈來愈放鬆，最終成為大放心者；不清楚「我比我自己大」的人，總愛掌控，心裡常有恐懼。我想這就是因果吧，其因不大，其果必小。

我把藍珍珠吃進肚子裡

在老師的「生命藝術」工作坊上，發生了一件小事。當時老師在教我們畫畫，不是專業的那種，而是以「玩」的精神來畫。其中一個主題是在畫裡體現出藍珍珠，我就用藍色顏料畫了一顆圓圓的藍珍珠，然後把兩隻手沾上顏料，在畫面上印上自己雙手的手印，意思是我用雙手捧著心中的藍珍珠。結束後，吃午飯時間到了，我突然想不洗手直接去餐廳吃飯，到了餐廳又想不用筷子，直接用手吃。一桌差不多有十個人，我也沒顧及別人，就拿筷子把菜夾到自己的盤子裡，用手抓著吃了起來。當時覺得很好玩，也感覺到別人投來異樣的眼光。不過後來在上課的過程中，我突然意識到，原來藍珍珠已經在我沾滿藍色顏料的手上了，而我用手抓著飯，就把藍珍珠吃了進去。這是藍珍珠給我的加持，讓我體會《心經》中不垢不淨的境界。

和老師的故事還有很多，也仍在繼續。我很感謝老師傳給我的心法和智慧。我想身體力行，實踐老師的法，讓老師的法融入我的生活，這就是我能給老師最好的報答了。

你我本爲同一體

李鳳娥（中國，廣州，家庭主婦）

朋友們在部落格中看到我參加源淼老師的喜樂能量營之後分享的照片和文章，都感受到我的喜悅。我的朋友媛媛還特地打電話跟我說，每隔一段時間沒見到我，總會發現我又不一樣了，愈來愈喜悅，整個人像花一樣，一次開得比一次燦爛。我和媛媛是同學，每過一陣子她打電話給我時，都覺得我變得更加喜悅，甚至能夠感受到我沸騰的笑容。她看到我的生命在綻放，她自己卻處在水深火熱之中，有那麼多的苦痛，不知該如何向前邁進，也不知道該如何是好。我跟她說：「你和我一樣，苦痛也好，喜悅也罷，我們都是一樣的。我們經驗著不同的苦痛，只是呈現的方式不同而已。每一次你見到我喜悅，是因爲我剛經驗了一次痛苦的穿越。」

有一陣子，我在不被別人認可的憤怒、埋怨、孤獨的漩渦裡打轉。

從小父母就對我說女兒沒用，所以我使出渾身力氣，積極努力求上進，就是想得到別人的認可、表揚和嘉許，否則就會覺得自己沒用，擔心自己因爲沒用而被人遺棄。我想抓住一根救命稻草，卻又什麼都抓不住。

源淼老師說：「生活提供了各種境遇，只有智慧可以決定這些境遇的意義。上天試煉我們，必有其試煉的理由。至於能否把每一個困境看作是祝福，把每一個壞人看作是天使，將決定我們是否眞心融於大道，是否具備豁達高遠的愛。」

這段話讓我重新審視自己，我開始感恩從小的際遇，它們磨礪了我，讓我勤奮、謙遜，追求有品質的人生。人們常說，苦痛就是喜悅的梯子，但我更喜歡形容：苦與樂是一個銅板的兩面，想要什麼樣的人生，關鍵就在於你如何選擇，說到底，苦與樂其實只是我們的選擇而已。

我非常理解媛媛不敢向前邁進的驚恐感覺，這需要勇氣。而我之所以能不斷向前邁進，是因爲我相信自己是備受祝福的孩子。我相信每一件事情的發生都是最完美的，每一步都是上天安排好來幫助我成長的。這份相信得益於喜樂瑜伽的第一部「天地之間」，我幾乎每個早上都會在天臺花園練習這一部。我經驗到：我是天地的女兒，我在天地之間、在宇宙母親的子宮裡，中脈是我和宇宙母親連接的臍帶，自己是安全的，無論上天給我什麼，都是最好的滋養。

我特別感恩喜樂瑜伽帶給我這種對宇宙和生命的信賴，還有深深的寧靜與祥和。在沉著、恬靜、喜悅、慈愛裡，我覺得自己特別有母愛，散發著愛與光，非常柔和，心胸也變得寬廣，包容心變強，更能接納人世間的一切，眼到之處都是美。

初次見到我的人對我好生羡慕，問我爲何總能讓自己處在喜悅之中。我說，你和我一樣！你的內在也有這無邊的喜悅和無盡的母愛，如果你的內在沒有喜悅，你如何能分辨出那就叫喜悅呢？我們遇到的每一個人都是一面鏡子，從中照見自己，所有讚許的、不接受的、抗拒的，都是我們自己內心的反映。

成長就是去經驗與分享的過程

人與人的相遇，眞的不是一件偶然的事情。我發現，每一次我在面臨一項課題的時候，上天總會派一個剛經驗過該課題的朋友來點撥我。

前幾天，我在工作中遇到一些難以選擇的事情，剛好有朋友從遠方來，她說：「無論如何選擇，都是最好的。但最重要的一點，就是不要忘記我們最初的、也是最大的發願——我們是要回家的。一切都圍繞著這個願進行。」這是她剛從與老闆的共事相處中恍然醒悟過來的道理，經過了這一關，她經驗到一種長久的平靜。

對我來說，就如當頭一棒！我眞的忘了最初的發願，掉在事情好與壞的心理泥潭中，斷了直覺的天線。我很感恩每到生命的這個時候，就會有恰當的朋友出現，分享恰當的訊息給我。

上蒼對我眞的很好，每次我修完一項課題，就會吸引一個正在經驗相同課題的朋友跟我傾訴，或期望我能協助他化解目前的困惑。上天的目的正是讓我總結自己的成長心得，然後交出一份口頭或書面的分享報告。成長就是一個經驗與分享的過程，只有自己經驗過，才可能分享給別人，傳遞這份喜悅與祝福。這樣的分享對同修道友們來說，就是一種力量和加持，因爲你和我一樣，我能穿越的，你也一定能。

我和我先生就像兩個園藝工，用自己的方式互相修剪對方。我先生認爲我太嬌嫩、太單純、太不懂得人的生存之道，於是用他的方式疼我、保護我，同時也要求我老練、成長。他給了我一筆錢，讓我和朋友經營「愛與光瑜伽」館，之後更用他經商的標準來要求我，一面要求我，一面卻又不遺餘力地幫助我。在這種挾持之下，我內心既憤怒，卻又感恩，也感到自責，因而疲憊不堪。

在喜樂能量營的學習中，我和我先生有了重新認識對方的機會。我看到我先生的本眞生活狀態是多少人窮其一生想要修習到的狀態；而他也恍然大悟，我的天眞和純眞就是我的護法。他說：「我一直以爲自己很聰明，沒想到像鳳娥那樣才是大智慧。」我們兩個人終於放手，讓對方全然地成爲自己，不再爲彼此修剪。

你和我一樣，我和你一樣。我們是一個整體，當我們傷害他人，也是在傷害自己；對他人不滿意，事實上是對自己不滿意；要求他人，也是在要求自己；接納他人，其實是接納自己；愛他人，也就是愛我們自己！我們總是想改變對方，而唯一能改變的，只有我們自己；我們改變了，別人也會改變。我們原本就是一個整體，我所經驗的內在轉化，你也會經驗到，因爲你和我一樣！我們此生的目的，就是圓滿我們自己。

喜樂的修行

李麗萍（中國，佛州，瑜伽教練）

直到現在，我都還記得第一次與源淼老師聊天的內容。那時老師問我：「你怎麼知道喜樂能量營的？」我回答說：「我是好不容易、好不容易才來的……」

記得當時我還非常著急地告訴老師：「源淼老師，我沒讀過書。我從四歲開始就進入運動隊練習體操，從運動隊退休後沒多久就開始教瑜伽了。」結果老師點著頭笑了笑說：「你天生就是來教瑜伽的！」我馬上接著說：「可是我媽媽總是說我沒文化，不像別人都上過正式的大學。」源淼老師卻以更加輕鬆的語氣，並帶著愛惜我的笑容說：「對於心靈成長來講，頭腦中沒什麼概念最好，師父最喜歡這種一張白紙的學生啦！」

從小到大，第一次聽到有人用這種關愛的口氣對我說，沒上過學不一定是壞事，沒有文憑的人也會得到師父的喜歡。

二〇〇九年的春節，我自己一個人在福州，回想曾經歷過的一些事情，常處在傷心的狀態中。有時我會問老天，人活著到底是爲了什麼？結婚、生小孩，然後死去嗎？這就是人生全部的意義嗎？我不要這樣，我要與眾不同，我要不一樣的人生。但是，到底要如何不一樣，自己卻又說不出個所以然。

於是，好久沒在固定地方教課的我，決定去找一家公司當全職的帶課老師。由於各方面優越的資歷，我非常順利地進入一家當地滿有影響力的公司，當上公司的總教練。到公司上班才一個月，就得到老闆的欣賞和會員們的認可。還記得老闆第一次找我談話時，曾問我爲什麼沒有自己開一間瑜伽館，當時我回答，我只想教課，不想操心別的事。其實，我內心眞正的感覺是：我不知道練習瑜伽的最終目的是什麼。所有的瑜伽館都在教會員做瑜伽體位，似乎做瑜伽就爲了減肥、瘦身，難道瑜伽的目的就只是這樣嗎？

在一個偶然的機會下，經朋友介紹，在網站上看到源淼老師的「喜樂能量營」，上面對於課程內容並沒有太多的文字介紹，所以根本不知道要學什麼。不過，網站上對老師做了大概的介紹，並附上一張照片。

看到照片時，當下我覺得這個老師長得「不好看」，有點猶豫。但那時，我的內在有一個很大的聲音問著，你是要去學習眞本領，還是要選擇漂亮的老師呢？突然間，我被這個聲音問得停頓了一下，然後我對著這個聲音回答，我當然是要學習眞正的本領。好，就這麼決定了，去北京參加這個課程吧！

一天天的蛻變

在北京第一次見到源淼老師，她穿著一身白色的衣服走進教室裡，那時第一個感覺是：和照片差別太大了吧，老師好漂亮啊！接著，我馬上走到老師的面前說：「源淼老師，我是好不容易、好不容易才來到這裡上課的，連這次的學費都是別人贊助的，但這次的課程每天只安排三個小時，太浪費外地學員的時間了！」源淼老師帶著充滿愛的眼光和關懷的表情微笑著向我點頭，那種感覺就像我說的任何事，老師全部都可以理解。

第一天的課程，源淼老師講了很多，具體的內容我完全忘記了，只記得當時課堂上，有一些學生出現了特別的反應：有些人一直在清理、有些人在低聲哭泣。我對周圍這些人發生的狀態有些好奇，但是感覺源淼老師正在把大家原本學習的東西慢慢清空，至於被清空了什麼，連我自己也不太確定，很難形容，好像有什麼東西從身體裡面被拿出來了，但這個東西看不見、摸不著，之後卻感到很清爽。

第二天中午在餐廳遇到源淼老師，我們一起吃飯。老師問我們對第一天晚上的課程有什麼感受，講的內容是否能聽懂。大家紛紛說了各自的感覺。我說，我感覺到老師昨晚幫助大家清理了什麼，接著我就笑了。而源淼老師始終用非常溫暖且充滿愛的眼神微笑看著我們，大家愉快地享受著美味的午餐！

第二天的課程開始時，大家都期盼著源淼老師進來。見到老師時，大多數的學員都發出了驚歎的聲音，因爲老師太漂亮了！再加上比之前更漂亮的衣服，眞像是上天派到人間的天使。老師看到大家的驚歎便說：「我穿得這麼好看，是爲了供養你們啊！你們能明白嗎？」當時的我似懂非懂地點了點頭，心裡卻說，一個人穿漂亮的衣服是爲了讓別人感覺舒服，而不是爲了自己漂亮，好像有點太偉大了吧？接下來的課程中，我自己並沒有太多的感受，但是班裡面還是有人在哭、有人不停地咳嗽，而我卻處於一種傻傻的狀態，不清楚爲什麼別人都有反應，自己卻沒有，到底是有反應好，還是沒反應才好呢？這時，老師說話了：「無論現在你感受到什麼，都是正常的啊！有些人反應大了點，有些人沒反應，無論有沒有反應，都是一種非常好的狀態啊！我們不要去造作反應，也不需要去控制自己！就自然而然地，和自己待一會兒！」聽完老師的回答後，我心裡就放鬆了，不過我還是想著，老師在上課時講的話，爲什麼正好能回答我心裡最想知道的問題呢？

第三天的課程，源淼老師帶著大家祝福自己已故的親人。有的同學哭得非常厲害，而我在靜坐祈禱時，竟然非常清晰地感知到我已故爺爺的能量體在我的身邊。我能感知到那天爺爺對我終於放下心了，他完成了陪伴我的旅程，要踏上新的旅程了。這時，源淼老師說：「祝福他們吧，深深地祝福，讓他們安心地踏上屬於他們的新旅程吧！」那一刻，眼淚在一種奇妙的感受下不停地流。隔天早晨碰到老師時，我問老師我當時感覺到的是不是眞實存在。源淼老師只是點了點頭，用一種關愛的口氣對我說：「我知道你爲什麼要來找我了。」當時的我雖然不太清楚老師的意思，但是「這位老師就是我心中眞正要找的上師」的感覺強烈地湧了出來。

第四天的課程，源淼老師在離我比較近的位置唱著梵音。突然間，我放聲大哭，哭了好久，老師身邊的一個外籍助教一直抱著我。那天我眞是痛痛快快地大哭了一場，好像把從出生到現在所受到的委屈與難過，全部發洩出來了。哭過之後，身體非常虛弱，內心也空空的，但是胸口曾經有的瘀堵感，經過這次大哭後，卻再也沒有了。當天晚上我睡得很沉，夢到一個很老的老人家來找我，並問道：「你爲什麼想要拜師呢？」我非常誠懇地回答：「我是眞的非常有誠意，我能感覺到我非常想拜源淼老師爲師。」醒來後回想起這個夢，不禁啞然失笑，爲什麼夢到的不是源淼老師，而是一個老頭子呢？（後來才得知，夢中的老人好像是宇宙父親的一個化身。）

第五天與第六天的課程裡，我的眼淚動不動就會掉下來，尤其在聽源淼老師唱誦的當下、在和大家一起祈禱的當下，我變得非常容易被一種無形的能量所感動。因爲感動而流出的眼淚，完全融化了以往內心放不掉的所有糾結。我深深地感恩我的人生給予我的所有經歷，感恩我曾經認爲帶給我傷害的人，能夠理解與接納所有原來自己無法認同、無法理解的事情。在源淼老師上課時，我能感受到一種全然的放鬆，這種放鬆讓我眞正可以融入到每一個當下，和每一位學員分享這幾天上課的感悟，與大家一起打開心扉地交流，得知原來我們每一個人都是上天的寵兒，都是備受祝福的喜樂寶寶啊！

第七天，也是最後一天，我明顯地發現那天的課程沒有前幾天那種感動得要掉眼淚的感覺，但是卻體驗到另一種感覺：開心、喜樂的狀態。每一位學員的臉上都露出了前所未有的笑容，看起來是那麼高興。源淼老師把離別時通常會有的傷心不捨的狀態，調整到一個以喜樂爲主題的狂歡慶祝，大家都非常地高興、開心、喜悅，好像所有關於慶祝的詞彙都表達不了我當時的內在感受。這時我才明白，原來「喜樂能量營」眞正的目的，是要讓我們發現內在的喜樂。老師幫助我們與內在的喜樂建立了連結，讓大家帶著喜樂的能量回到各自的生活中，並且讓喜樂能量開始慢慢傳播。老師教導我們用一種輕鬆自在的心態，來面對人生中的喜、怒、哀、樂。

雖然「喜樂能量營」的課程結束了，但每一位學員，包括我在內，我們的人生卻進入一個全新的旅程。從「喜樂能量營」回來之後，我看待身邊所有發生的事情都有一個全新的角度，能非常清晰地覺察自己情緒的背後有一份怎樣的需求；愈來愈能感受到，外在環境的變化其實是自己內心的顯化；愈來愈能清晰地感受到，感恩是一種強大的能量，而這種能量會幫助我們穿越所謂的阻礙。我感恩在人生成長的道路上遇到源淼老師，在源淼老師的指引下享受著生活，喜樂的修行，慢慢地在生活中感悟，透過自己活出的生命，向所有人展現生命不僅僅是生存，生命是可以綻放的！

修行人體會到喜樂能量與源淼的智慧

鍾劍波（中國，北京，自由業）

第一次知道源淼老師大約是在二〇〇七年初，我看到她第一本書，書中的文字如同有股能量般吸引著我，讓我有種不願放下書的感覺，於是我一口氣把它看完。看到圖書編輯寫在封面的文字，我知道其他人讀這本書時也有類似的感覺，因爲書中記述源淼靈修道路上的一些經歷和體驗，對於一般人來說太過離奇，但對我這個接觸過一些修練事物，並有一點佛法修練體驗的人來說，我知道她的故事是眞實可信的。

當面見到源淼是在二〇〇八年十一月，在北京慧燈之光茶社的源淼老師見面會。看到網路上的影片資料，原本以爲老師是比較柔弱的女人，但是實際見到老師時，感覺她滿高大的，精神很好，眼睛很有神，站著時有一種自然的神采，但又十分平易親切。

當時我在想，見面會要以怎麼樣的方式開場，畢竟人們都還不了解源淼老師，包括我也是。正感到不安定時，源淼老師已經表現出根據在場人們的狀況而動的本事，開始引導大家在梵唱音樂中閉目靜坐。二十多分鐘的靜坐結束，老師用幾句話簡單地介紹自己之後，就提議用美國的方式，讓任何想提問的人到她身旁的座位坐下對談。

大家很踴躍地一個接著一個發問。源淼老師根據每個人的狀況，提出相當活潑而實質的看法，讓對方得以從束縛與困惑中輕鬆，呈現出一個大修行人的智慧。

其中有兩、三個我印象比較深刻的片段，例如有人問到自己有附體的感覺時該怎麼解決。源淼老師在問過大家對附體是否有負面的看法後，說出她認爲附體不一定全然是負面的，並提出可以與那個靈界眾生做朋友，與它溝通，問它：「你需要什麼？」「我能怎麼幫助你？」老師提到，上師相應法是一種清醒的通靈，還指出克里希那穆提身上發生的，亦是與更高智慧的相通。

有人提到心靈修行與現實工作的矛盾，老師說，隨著人們對精神方面的需要，現在西方開始出現一種心靈指導師的事業，逐漸成爲現今人們的需求。後來老師也談起培訓心靈指導師的想法。

有人詢問了喜樂瑜伽，老師說，它包含了哈達瑜伽、唱誦瑜伽、勝王瑜伽、密宗瑜伽的成分，是種綜合形式的瑜伽。老師還說，重要的是，喜樂瑜伽特別適合所有的人。

短短的三小時內，有人感受到被加持。我敢說，當天在場的幾乎所有人都喜歡她，好幾個朋友都向我表示不虛此行。大家最後跟隨源淼老師唱誦〈觀世音菩薩〉，許多朋友與源淼老師擁抱、合影。那次的活動感覺太圓滿了。

我覺得源淼老師給心靈修行的朋友帶來一種新的方式和途徑，源自於古老智慧，以現代的、直接的方式，一種清新透澈的面貌，體現著眞實的心地和快樂。而它似乎完全沒有固守的規矩與形式，似乎全然出自於根本的智慧，出自於喜樂的生命，是喜樂能量下的成長。就像那天老師說的：「如果大家願意，其實我們今天可以只唱唱歌的。」見面會的過程中，老師也確實請一位在場的年輕女士爲大家唱了一首歌，唱得非常好，贏得大家的掌聲。

源淼與葉曼的交情

葉曼老師爲傳播中國佛、道、儒傳統文化的智慧貢獻良多，現年九十六歲的她，還不辭辛勞地經常在北京及其他地方舉辦講座。我曾多次去聽她的講座，她對我們的厚愛讓人感動，她的正直與眞摯令人敬佩。

二○○九年一月二十三日，我去北京柳浪聞鶯茶社聽葉曼老師講《心經》，葉曼老師坐著輪椅。那次見到老師時，覺得老師老了，身體看起來不如從前，但精神還是很好，而且這麼冷的天氣裡還受邀前來開講座，眞是讓人感動。

講座結束後，葉曼老師坐著輪椅，由一個師兄推著離開茶社時，我正好在門口。葉曼老師親切地伸出手，我立刻握住，然後我和師兄們一起抬著輪椅下臺階。這中間我問老師：「葉曼老師，上次王晏霏（呆呆）老師來北京時想見您，後來見到您了嗎？」葉曼老師說：「見到了。」我又問：「源淼老師您也認識嗎？」葉曼老師說：「啊，我聽了她一次課，對她佩服極了。」我當時感到葉曼老師就像孩子般單純與眞實，但心裡覺得有點奇怪，因爲我知道源淼老師在北京的講座，葉曼老師沒有在場，就問：「您在哪裡聽的講座呢？」葉曼老師說：「在洛杉磯。」接著，師兄就把葉曼老師扶進了接送的汽車。

二〇一〇年一月二十七日下午，我參加了葉曼老師在北京大鐘寺愛家收藏二樓的「中華三大文化」講座。到了寫紙條提問階段，我特地寫一張紙條問道：「葉曼老師，源淼老師要回中國辦活動了，您能評價一下源淼老師嗎？」後來葉曼老師唸出我的問題，然後說：「源淼老師是我的好朋友，對於她表現在外在的一切，我非常欣賞；對於她神秘的一面，我不能評價，這讓我該怎麼辦呢？跟她學嗎？這是學不來的。讓我評價她，就像要求一個小學生評價一個研究生一樣，我只能說我很喜歡她和欣賞她……」

後來我打電話給源淼老師時，談到葉曼老師，源淼老師也說自己和葉曼老師是很親近的好朋友。在美國的時候，源淼老師去看望年歲大而身體有時不太好的葉曼老師，當時葉曼老師說：「源淼你嫁給我吧，花轎都準備好了！」電話裡，源淼老師用四個字幽默地形容自己和葉曼老師的交情：「相親相愛。」又說起她過年時去葉曼老師家看望，兩個修行的女人在一起會幹什麼呢？會是在做法事嗎？記者跑去探望時，卻發現葉曼老師拉著源淼老師一起在家裡打起了麻將……

南懷瑾對源淼的「母愛」

說到葉曼老師與源淼老師的親近，我就想起南懷瑾老師對源淼老師的「母愛」。

二〇〇九年七月一日，源淼老師在和張德芬老師一起以「母性之愛」爲主題的座談中，說起唱誦〈靈愛之歌〉與南懷瑾老師之間的因緣。

源淼老師說：「我自己是非常地感恩哪！感恩母愛。剛才這首倉央嘉措的〈靈愛之歌〉也來自於一個母愛。幾年前，有個學生把我的書帶去香港給南懷瑾老人家，南老師雖然是一位男性，但他有一個非常圓滿的母愛。他當時跟那個學生說：『我見不到源淼老師，我在香港，她在美國，請你幫我帶三百塊美金給源淼老師，算是我對她的一份……（大家哄鬧笑著說，是一份供養），一份理解和支持。』我學生就打電話來說，老師，南懷瑾老師捐給你三百美元。我當時就感受到一種母愛。我不在乎這筆錢，而是在乎南懷瑾老人家的這份心。因爲這樣的因緣，兩年前我到上海吳江去看他時，南老師要我幫他們做個法會，但是我跟老師說，老師，我就是想給您磕個頭，謝謝您給我愛的加持。他老人家說，那這樣吧，你對我們這些弟子，有很多出家人，唱一唱倉央嘉措的〈靈愛之歌〉給我們聽吧。我當時跟老師說我不會唱，我沒有把詞帶在身邊。但是，這兩年我愈來愈了解，我們很多修行人，以及很多追求靈性的人，在愛的方面出了問題——我們的愛是有條件的，或者愛是會被審查的。所以我才眞正理解到，爲什麼當時南懷瑾老師特別點名讓我來吟誦這一首〈靈愛之歌〉。今年，我也不懂什麼作曲，就請密上師加持我，如果我能把〈靈愛之歌〉的這份能量、這份美好傳達給世人的話，請允許我用曲調把它唱出來。所以兩個月之前，這首歌的曲調就這樣出來了。我在這裡特別感恩哪！感恩所有的上師們！」

〈靈愛之歌〉

那一刻，我升起了風馬旗，不爲祈福，只爲等待著你的到來；

那一天，我壘起了瑪尼堆，不爲修德，只爲投下心湖的石子；

那一夜，我閉目在經殿的香霧中，驀然聽到你誦經的眞言；

那一月，我搖動了所有的經筒，不爲超度，只爲能觸摸你的指尖；
那一年，我磕長頭匍匐在山路，不爲朝聖，只爲貼著你的溫暖；
那一世，我轉山轉水轉佛塔，不爲修來生，只爲今生與你來相逢。